传 承 传 播 艾 灸 养 生 文 化　让 艾 走 进 当 代 千 家 万 户

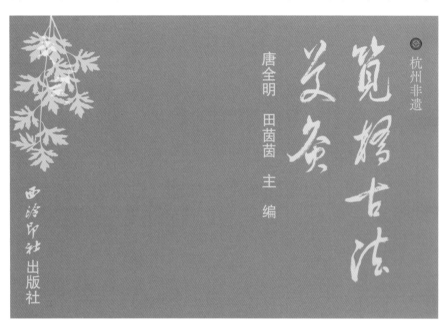

觅拾古法艾灸

杭州非遗

唐全明　田茵茵　主编

西泠印社出版社

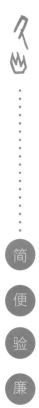

简

便

验

廉

序

艾灸是中医药文化的一个重要组成部分，是历来为广大群众所信赖的一种治疗方法。两千多年前的医学经典著作《黄帝内经》中就有"东方之域……其民食鱼而嗜咸……其治宜砭石"的记载，其中的"砭石"就是最早的针灸器具。杭州地处东海之滨，也是艾灸疗法的发源地之一。艾灸疗法自先秦时代已在民间推广使用，战国时《孟子》就有"七年之病，求三年之艾"的记载，长沙马王堆出土了西汉时期有关灸法的帛书，可见其源远流长。此后历代中医典籍等均有艾灸的记载，大大提高了人们对中医艾灸的认识。艾灸疗法由于简便易行、适用性广、效果确切的特点，具有"治未病"和"治已病"的医疗保健价值，深受民众的喜爱，拥有深厚的群众基础和文化背景，市场发展前景广阔。

杭州聚东南之秀，土地肥沃，气候温和，药产丰富，英才辈出，堪称地灵人杰，乃著名的"文物之邦"。尤其是宋室南渡，建都临安（今杭州）后，杭州得到极大的发展，成为当时全国的政治、经济、文化中心。相传"笕桥古法艾灸"自宋代在当地民间广为流传，还曾救治过宋高宗赵构的风湿痹痛之疾。"笕桥古法艾灸"遵古法技艺手工卷制专用大灸条，具有火力持久柔和，药性均匀绵长，热能渗透力强的特点，起到平衡阴阳、改善体质、预防保健、延年益寿的作用。2019 年，笕桥古法艾灸被列入杭州市区级非物质文化遗产代表性项目名录。

中医药是中华民族的伟大成就，也是打开中华文明宝库的钥匙。2019 年，中共中央、国务院发布《关于促进中医药传承创新发展的意见》，标志着中医药事业发展上升为国家战略。因此，传承和发扬"笕桥古法艾灸"，不仅具有重要的社会意义、历史意义，而且也符合当今人们养生保健的需求。在此背景下，适逢《杭州非遗·笕桥古法艾灸》一书的出版，故乐为之序。

沈堂彪（主任中医师，原浙江省中医药管理局局长）

2024 年 2 月 26 日于杭州

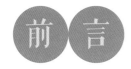

前言

　　中国传统医药文化源远流长、底蕴深厚，自古便有"上医医国"和"不为宰相，则为良医"之说，浩如烟海的文史典籍中也包含了大量的中医药文化成果。它们是中国优秀传统文化的重要组成部分，也是国际医药界不可多得的宝贵财富。但是随着城市化、工业化进程的不断深入，那些原本孕育于农耕文明背景下的非物质文化遗产的生存空间不可避免地受到挤压，大量优秀传统文化面临人亡技绝的危险，传统医药类所面临的挑战显得尤为突出。

　　从非物质文化遗产代表性项目名录数量分析，目前我国拥有国家级非遗项目 1557 项，其中传统医药类项目仅 23 项，占 1.48%；扩展名录共 3610 项，涉及传统医药类 182 项，占 5.04%。杭州市现有国家级非遗项目 48 项，省级 198 项，市级 428 项，其中传统医药类项目仅占 6.54%。无论是从国家还是杭州市级层面，传统医药类项目的占比都远远低于 10% 的项目占比平均值，存在名录数量少的状况。其次，传统医药类的现状还表现为传承人数量稀少，结构不合理，男女比例严重失调，女性传承人尤其稀少。正是基于以上原因，本书在选题之初才会将目标投向传统医药类，并最终敲定从女性传承人承担传承重任的笕桥古法艾灸项目入手。

　　艾灸疗法，是中国传统医学最古老的疗法之一，它来源于民间，早于方药，先于针法。多数学者认为，灸疗法的起源来自火的发明和应用，因此它的出现应不会晚于原始社会。自原始社会起，灸法逐渐被劳动人民运用于疾病治疗和养生保健，由于其简、便、验、廉的鲜明特点，被历代医家广泛运用与传播。在数千年漫长的应用中，艾灸疗法得到充分的实践和长足的发展，创制、传承、积淀下了丰富的制作经验和灸治之法，并流传下大量相关著作。公元 4 世纪起，艾灸先后传入朝鲜和日本，后又传入亚洲其他国家乃至欧洲，成为世界人民疗疾保健的新手段。

　　然而艾灸也经历过发展式微的阶段。在民间，当人们提起去看中医时，通常指喝汤药，艾灸和针刺一度被边缘化，这个现象在各大中医院的科室分布上也可管窥。殊不知，自古有云：一针、二灸、三服药。亦有云：药之不及，针之不到，必须灸之。艾灸在治疗疾病时取效快捷、操作简便，甚至能达针、药之所不及，但为何没有成为当代中医及患者的首选呢？这与西方医学的传入以及医疗市场化不无关系。医学是追求药到病除，具有极强实用功能的一门科学技术。在古代，针、灸曾被用作治疗急症的首选方法，而现代人一有急症，第一反应自然是奔向西医，等寻求中医治疗时，大多是些积年已久且不易治愈的慢性疾病。其次，艾灸的操作需要耗费医者和患者大量的时间，一次起到治疗作用的艾灸，甚或需要 1 个小时，这显然与现代市场化的医疗现状、与现代人的生活节奏极不相称。再次，由于缺乏统一的标准规范，造成传统医药的制备与现代化医药工业优质、标准的生产要求间存在较大的差距，导致艾灸等传统医药在工业化、市场化应用方面的步伐缓慢，使其在国内、国际医药市场中长期不受重视。

另一方面，由于受到传承人数量稀少、队伍知识结构不合理以及固有传统思想的制约等因素的影响，传统医药在运用现代科学技术生产和创新发展方面也存在不足，表现为市场开发利用率不高，国际竞争力不强；而知识产权和商标注册等方面的自我保护意识不足，更是造成传统中医药这一民族文化瑰宝长期被国际社会视为"公知领域"，严重损害了中国的国家利益。

1991 年 12 月，42 个国家和地区的代表出席在北京召开的国际传统医药大会，会议一致通过了以"人类健康需要传统医药"为主题的《北京宣言》，并将每年的 10 月 22 日定为"世界传统医药日"。2001 年，以联合国宣布首批 19 项人类口头和非物质遗产代表作为标志，保护民间文化的号角迅速传遍中华大地，传统医药作为一类重要的优秀传统文化得到各级政府的重视和保护，一个有利于传统医药传承发展的社会氛围逐步形成。

如今，传统医药的发展再现蓬勃之势，在当代社会形成新的热度。杭州市上城区非物质文化遗产代表性项目笕桥古法艾灸正是在这一契机之下得以被挖掘和保护，并在项目代表性传承人陈红娟女士一脉的坚守下，以生产性保护的方式得到传承、弘扬和活化利用，使艾灸走进千家万户，造福当代百姓健康。

目 录

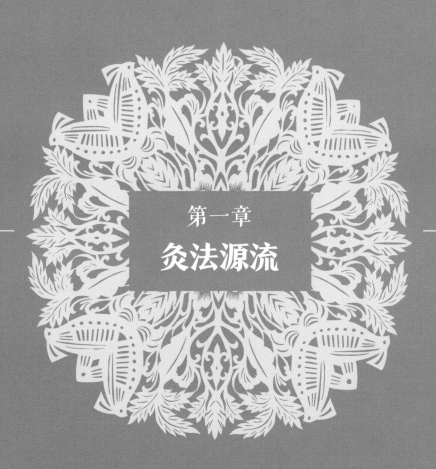

第一章

灸法源流

第一节 灸法的起源

一、灸与火

灸，是指通过某种材料熏烤人体穴位或特定部位来调整人体的生理机能，从而达到防病治病目的的一种外治疗法。现在人们提到的灸法，多以艾草作为熏烤材料，所以灸法在大多数人的概念里，等同于艾灸。

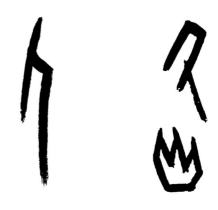

甲骨文"人"和"灸"（摘自沈继良《篆书五体大字典》）

"灸"字，是形声兼会意字。《说文解字》："灸，灼也。"段注："今以艾灼体曰灸。"在现存的文献中，以《庄子》最早提及，如《庄子·盗跖》："丘所谓无病而自灸也。"1975 年湖北云梦睡虎地出土的秦简《封诊式·贼死》记载："男子丁壮，析（皙）色，长七尺一寸，发长二尺，其腹有久故瘢二所。"此"久"即"灸"之本字，意为灸灼。

据考证，灸法是人类发现的最早用来治疗和缓解自身病痛的方法之一，是中国人民喜闻乐见的养生治病手法。它的具体起源虽已不可考，但灸法的使用离不开火和热，所以灸法最早可追溯到人类掌握和利用火的旧石器时代。早在 170 万年前，古人类学会了用火。《庄子·外物》载："木与木相摩则然。"人们在钻木、刮木等生产实践中，从偶尔发生的摩擦生火现象获得启示，终于发明了人工取火的方法。对火的掌握使人类既可以防止猛兽的侵袭，又可以享用熟食，还可以抵御严寒酷冬等恶劣气候。在日常用火中，人们逐渐认识到，用火适当熏烤身体的某些部位，可以缓解或治愈某些病痛。于是，远古的先民就有意识地采用靠近火源，或者将树枝等用火点燃后烘烤身体的方法来治疗疾病，灸法的萌芽状态因而产生。我们可以想象这样的画面：原始的劳动者在饥饿时随手采摘野果充饥，结果也许是寒凉袭胃，导致肚脘疼痛，无法缓解。夜晚来临，人们围成一圈，升起篝火烤制食物，经过些许时间的烘烤，身上暖洋洋的，脘腹的疼痛也随之减轻。这种用火烘烤治疗疾病的方法简便易行，且屡有成效，于是逐渐被先民们留意、实践和传播。当然，这只是很多学者对于灸法起源的一种推测，如同人类社会许多其他的发明创造一样，灸法的起源既充满了偶然性，也存在一定的必然性。但是毋庸置疑的是，灸法一定是中国古代先民在生产生活的实践中，在长期与疾病的斗争中总结出的有效经验，这一智慧的结晶对世界医学的发展具有里程碑意义。

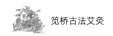

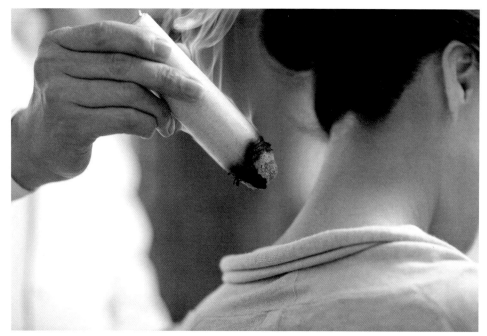

艾灸（杭州一指道健康管理咨询有限公司提供）

二、灸与穴位

灸法和穴位之间存在什么联系？人们如何发现通过特定穴位的熏烤可以治疗某种疾病？这里就不得不提及穴位的发现。

关于穴位的起源有很多种猜测，例如有人认为古人在斗争对抗的时候，意外被武器打到了某些特定部位，结果缓解或治好了某种疾病；又或者是一些修炼家在打坐时内景反观到穴位和经络。还有人认为古人出于本能地会对身体疼痛部位进行揉按，这种揉按使得身体的疼痛缓解或者不适减轻。最为广泛引用的说法认为，穴位也是偶然发现的。有学者做了这样的推演：在远古的生活条件下，牙痛是很容易发生的病痛。恰好有一天，一位患了牙痛病的先民在劳作时不慎损伤了大拇指和食指之间的三角区（即合谷穴附近）。为了止血，他会对这个部位进行本能的按压，结果意

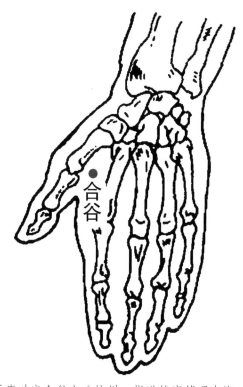

牙疼对应合谷穴（杭州一指道健康管理咨询有限公司提供）

想不到的是,按压之后牙痛也随之减轻了。那么,在一次、两次的尝试有效后,合谷穴与牙痛病之间就建立起了关联。还有一个例子,古代先民的生活卫生条件非常简陋,食物处理技术也相对粗糙,吃坏了东西造成肚疼的情况也是屡见不鲜。同样的道理,某次腿部尤其是小腿外侧的受伤止血过程,也可能使小腿外侧的足三里穴和治疗腹痛病之间建立起关联。以上所说的合谷穴和足三里穴都是目前中医临床使用频率较高的穴位,我们可以合理推测,也许穴位的发现就是从这两个最容易受伤、效果也十分显著的穴位开始的。

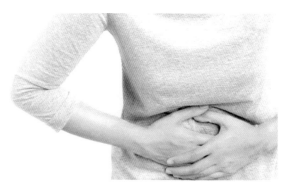

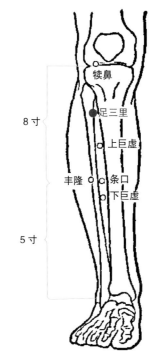

腹痛对应足三里穴（杭州一指道健康管理咨询有限公司提供）

通过按压即能让身体特定部位的疼痛缓解,这和发现用火烘烤能改善身体不适一样,在几乎没有医疗条件的原始社会,这是一个具有重大意义的生存技巧。有了这样的启发,先民便会继续探索人体更多的"特殊点",并在实践中不断运用总结。穴位的发现在最初是零散的,功效也是单一的,即某个穴位可以治疗某个疾病或症状,类似于今天所说的"特定穴"。但随着经验的不断积累,先民逐渐发现穴位与穴位之间也存在某些联系,于是便产生了经络的概念,原始医学就是在探索的过程中逐步形成的。古代先民在治疗实践中,又尝试将用火熏烤和按压穴位两种方式结合,从最初的哪里痛烤哪里,到后期熏烤特定穴位,以此灸法逐渐与穴位产生关联。

三、灸材的探索

随着灸法运用的不断推广,寻找和优选更好的灸材自然成为灸法探索和发展的主题。

在对灸材的选择上,古人进行了许多尝试。古文献《针灸资生经》记载:"古来灸病,忌

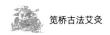

人 体 穴

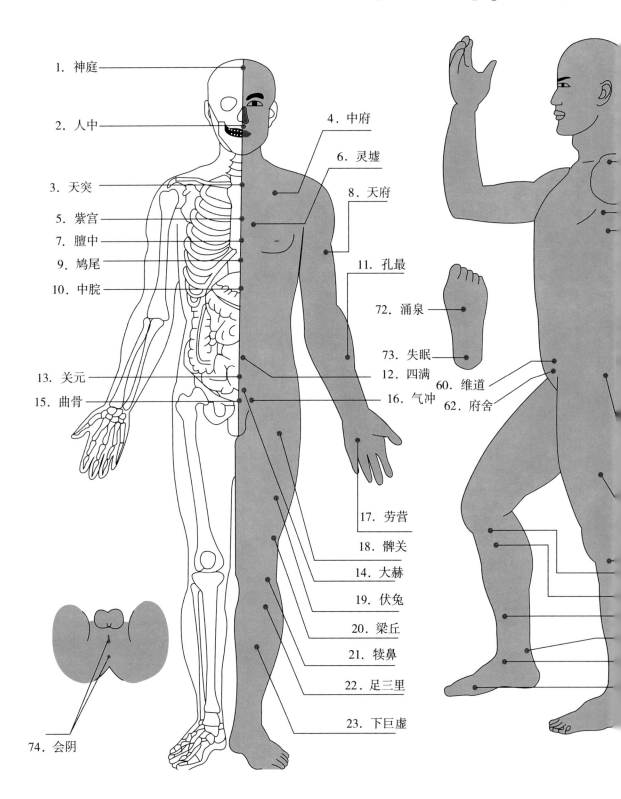

1. 神庭
2. 人中
3. 天突
5. 紫宫
7. 膻中
9. 鸠尾
10. 中脘
13. 关元
15. 曲骨

4. 中府
6. 灵墟
8. 天府
11. 孔最
72. 涌泉
73. 失眠
12. 四满
16. 气冲
60. 维道
62. 府舍
17. 劳营
18. 髀关
14. 大赫
19. 伏兔
20. 梁丘
21. 犊鼻
22. 足三里
23. 下巨虚

74. 会阴

立 图

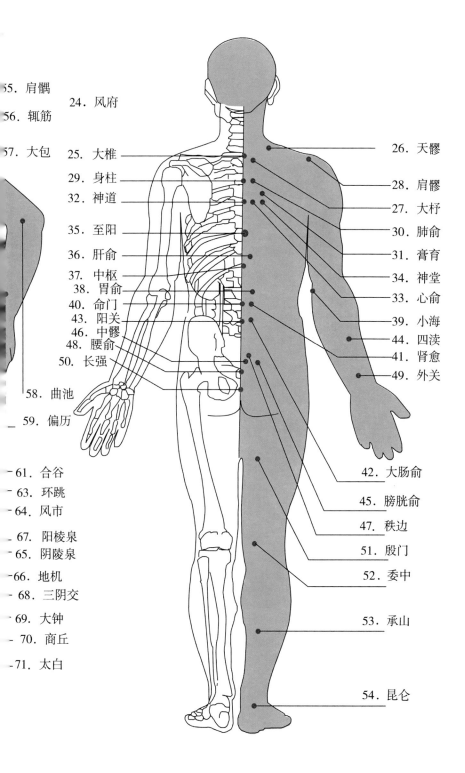

55．肩髃

24．风府

56．辄筋

57．大包

25．大椎

29．身柱

32．神道

35．至阳

36．肝俞

37．中枢

38．胃俞

40．命门

43．阳关

46．中髎

48．腰俞

50．长强

58．曲池

59．偏历

61．合谷

63．环跳

64．风市

67．阳棱泉

65．阴陵泉

66．地机

68．三阴交

69．大钟

70．商丘

71．太白

26．天髎

28．肩髎

27．大杼

30．肺俞

31．膏育

34．神堂

33．心俞

39．小海

44．四渎

41．肾愈

49．外关

42．大肠俞

45．膀胱俞

47．秩边

51．殷门

52．委中

53．承山

54．昆仑

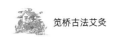

松、柏、枳、橘、榆、枣、桑、竹八木，切宜避之。有火珠耀日，以艾承之得火。次有火镜耀日，亦以艾引得火。此火皆良。"①据此可推测，古代先民在灸材的探索中曾先后尝试各类植物，为了保证疗效，他们有意识地不断寻找更为均匀而持久温热的燃烧材料，但经实践检验，大多都不是合适的灸材。

艾草，又名"冰台"，最早被作为引取"天火"的媒介。西汉《淮南万毕术》说："削冰令圆，举以向日，以艾承其影，则火生。"古人在占卦之前需要举行引天火的仪式，他们将冰制作成球形透镜，通过聚焦太阳光引燃艾草取火。艾能被作为引取"天火"的良材，首先是因为艾的易燃特性，其次是艾自带的清香也被古人视为可与神明沟通的介质，加之引火是上古时期必备的日常操作，那么可以合理推测，当时艾草在各个部落都应有广泛的分布，这样艾便自然成为了最为合适的引火介质。同样的道理，在早期灸法的推广中，艾也成为了很好的介质。《针灸资生经》另有记载："诸蕃部落用镔铁击碏石得火出，以艾引之。凡人卒难备，即不如无木火，清麻油点灯，灯上烧艾茎点灸是也。兼滋润灸疮，至愈不疼痛。用蜡烛更佳。"这里说的是人们发现每次用铁石相击生火，并用艾引火，很难备应急之需，于是开始使用油灯点艾，这样艾灸的使用便有了进一步的改良。当然，要成为合适的灸材的最主要指标还是保证灸火的温热与持久，这是选取艾草施灸的主要原因。

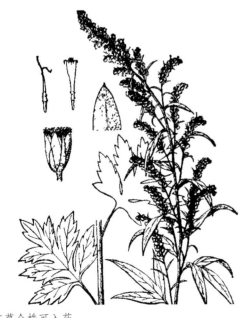

艾草全株可入药

其次，艾的药用功效亦是艾运用于灸法的重要原因之一。艾草被称为"百草之王"，全株可入药，它被作为药物正式记载于南朝陶弘景的《名医别录》："艾叶，味苦，微温，无毒。主灸百病，可作煎，止下痢，吐血……利阴气，生肌肉。"②明代李时珍的《本草纲目》中也提到艾草："走三阴，而逐一切寒湿，转肃杀之气为融和。灸之则透诸经，而治百种病邪。"艾草性温这一点，正好契合了灸法"温热熨烫"的使用初衷——治疗虚寒性疾病，因此人们在实

① 王执中.针灸资生经［M］.北京：中国书店，1987.
② 陶弘景.名医别录（辑校本）［M］.尚志钧，辑校.北京：人民卫生出版社，1986.

践中发现，以艾为灸的疗效必然是胜于其他性味的材料的。

　　以此，在经过反复的比对改良后，最终既易点燃又有药理作用的艾草被选取作为灸法的主要材料。为了获得持久温热的灸火，我国古人又创造性地将艾草捣为绒，做成艾条、艾柱等形式，使得艾的燃烧时间得以延长，火力更为均匀，疗效更为显著，这一制作技艺被广泛沿用至今。

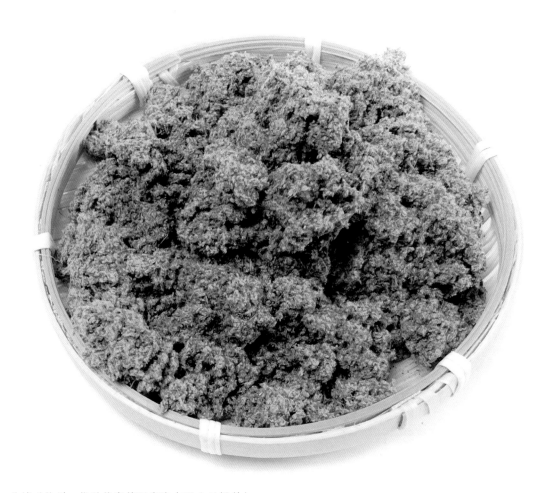

艾绒（杭州一指道健康管理咨询有限公司提供）

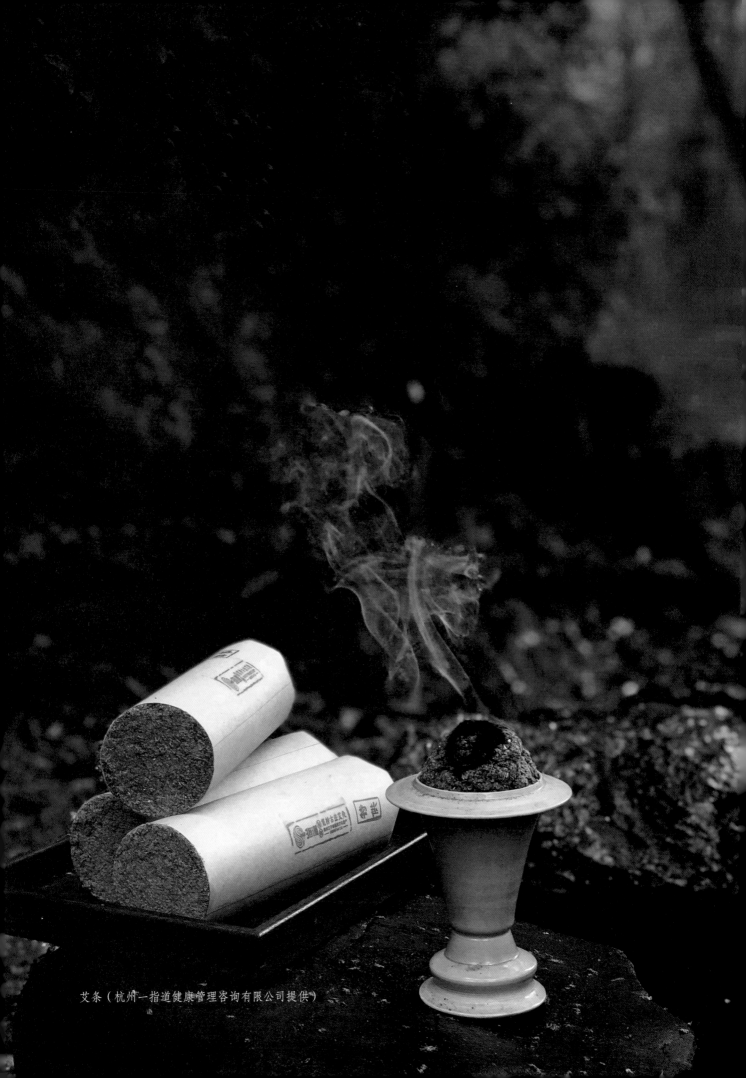

艾条（杭州一指道健康管理咨询有限公司提供）

第二节 灸法的历史

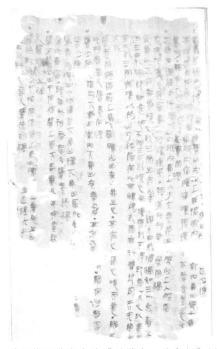

【诸】病此物【者皆灸】足少阴【脉】

• 足泰阴温出大指份肉内兼骨挟出内踝上兼腘肋内【廉上】郄内兼出股内兼股痛股张后□不耆食善恶心【填】

其病：足大指份肉内兼股内痛股张后□不耆食善恶心【填】

• 诸病此物者皆灸足阴温

善肘：

• 足泰阴温循大指间以上出胻内兼十八寸交泰阴温□股内上入腔间

其病：胻搜多骨者欲足相踵疾并•诸病此物者【皆灸】泰阴温

病有此五病者有须心兼三阴之病不【不】•过十月死循温如三人家春不

过三日死温循以食须不过三日死循三阴病可治阳病此如流阳病折骨绝筋而无阴病

不死。

肾泰阴温循筋下兼贴内出侠内兼之心。其病心痛心须而意•诸病

此物者皆灸肾泰阴温【温】

• 肾少阴温循筋下兼出腘内下兼出肩外兼出项区

肾少阴温【温】

• 肾泰阳温出小指循骨下兼出后其病骨【病】•诸病【此】物者皆【久

• 肾外兼病，诸病此物者皆灸肾泰阳温

• 肾少阳温出中指循骨上常下兼泰耳其病灸耳【臂】

久臂少阳之温

• 臂阳明温出中指间循骨上兼出腘•上足温六手

【•诸】病此物者皆久臂阳明温

马王堆汉墓出土的《足臂十一脉灸经》记述人体6条足脉、5条臂脉之名称，循行径路，生理、病理特点及灸法治疗术，是现存最早的经络学著作（湖南博物院藏）

一、先秦时期

先秦时期，艾灸已经用于疾病的治疗和日常的养生。

相传养生文化的鼻祖彭祖活了800岁，从尧舜时代一直活到商朝武丁时期。传说虽无从考证，但彭祖创立的炼脐术，即每年的特定时节，在肚脐中填敷中药，再以艾灸治疗保健的方法，可谓是艾灸较早的应用了。

春秋战国时期，社会政治、经济、文化都发生了巨大的变革，在医学领域创新了医事制度，旧的父子相传的"王官"医事制度被新的师徒传承制度所取代。这一制度的建立，为艾灸等医学知识的传播发展创造了条件。湖南长沙马王堆汉墓曾出土大量记载有关经脉灸法的

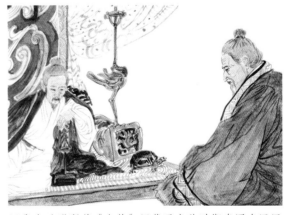

汉代左丘明所著《左传》记载了春秋时期秦国名医医缓为晋景公诊脉的一段历史（唐全明绘）

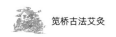
帛书,其中《五十二病方》①记录了关于艾灸的医学知识,有"以艾裹,以艾灸癫者中颠,令烂而已"的说法。《左传》记载了春秋时期秦国名医医缓为晋景公诊脉的一段故事。医缓切脉问诊后,认为晋景公已无药可救,便说道:"疾不可为也,在肓之上,膏之下,攻之不可,达之不及,药不至焉。""攻"指艾灸,"达"指针刺。医缓认为晋景公的病灶在肓上膏下,艾灸和针刺都已经不能起作用了,这就是成语"病入膏肓"的出处。

由此可见,在春秋战国时代,艾灸作为一种医疗养生的手段,已初具形态。

二、秦汉时期

秦汉时期,传统医药类著作开始涌现,这类书籍后来便成为中医理论的奠基石,其中以《黄帝内经》《伤寒杂病论》为代表的医学专著为灸法的发展奠定了基础,使灸法逐步形成一套较为完整的理论体系。

《黄帝内经》②分为《灵枢》和《素问》两部分,其中《灵枢》是古人对针灸理论和实践应

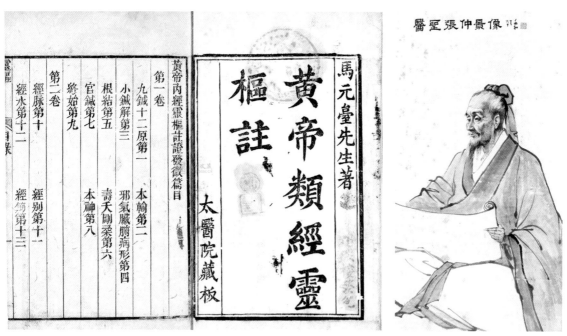

《黄帝内经》是中国现存最早的医学典籍,此为《黄帝内经》之《灵枢》　　张仲景像

---

① 帛书《五十二病方》约成书于战国时期,作者失考。1973 年,该帛书出土于湖南长沙马王堆三号汉墓,原无书名,整理小组按其目录后题有"凡五十二"字样命名。它是我国现存最早的汉族传统医方著作。
② 《黄帝内经》作者失考,但后世较为公认最终成书于西汉,作者亦非一人,而是由历代黄老医家传承增补发展创作而来。全书分《灵枢》《素问》两部分,是中国现存最早的医学典籍,也是中国传统医学四大经典著作之一,被后世尊为"医家之宗"。

用的总结。《灵枢》的《经脉篇》《官能篇》《癫狂篇》《背腧篇》《经水篇》中均多次出现了
"艾""灸""针"等名称，如"陷下则灸之""针所不为，
灸之所宜""治癫疾者……灸穷骨二十壮""灸之则可，
刺之则不可"。《素问》中有介绍灸法形成之初所对应的
环境，"北方者，天地所闭藏之域也。其地高陵居，风寒
冰冽，其民乐野处而乳食，脏寒生满病，其治宜灸焫。故
灸焫者，亦从北方来"；而"气盛泻之，虚则补之""其治
以针艾"等记载均说明当时灸法治病已相当盛行。

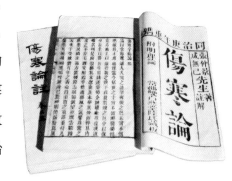

东汉张仲景所著《伤寒杂病论》被称为"方
书之祖"

　　张仲景的《伤寒杂病论》[①]中与灸法相关的内容共12
条，其中适应症4条，禁忌症8条。适应症多为用于治
疗少阴病、手足冷、吐利等，禁忌症多为太阳病误用火法。
书中还介绍了古代用火之法有"炉""蒸""熏""熨""灸"，
并在许多杂病治疗的条文中对"可火""不可火"做了明
确判断，指出用火之法当审其所宜，不可滥施，应慎之。

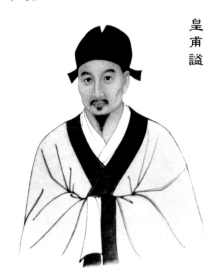

皇甫谧像

三、魏晋时期

　　魏晋时期，灸法的研究继续深入，并形成了许多传世
的灸法专著。西晋医学家皇甫谧著有《针灸甲乙经》。该
书是我国现存最早的一部针灸专著，在针灸学史上占有重
要的学术地位，皇甫谧也因此被誉为"针灸鼻祖"。书中
大量介绍了灸法在治疗各类临床疾病中的作用，并对禁灸
穴位、灸法的禁忌症、艾灸的用量以及对误灸后所引起的
不良反应的处理等均做了详细的记载。《针灸甲乙经》论
述之广泛、内容之翔实，为后世灸法学科的形成奠定了理
论基础。

　　东晋的葛洪也是一位著名的医家及炼丹家。他在远赴
南海求学期间有幸娶得鲍姑为妻，这对杏林侠侣擅长使用

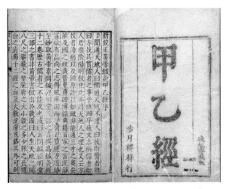

西晋医学家皇甫谧所著《针灸甲乙经》是
我国现存最早的一部针灸专著

---

①《伤寒杂病论》系东汉末年张仲景所著，该著作集秦汉以来医药理论之大成，被称为"方书之祖"。

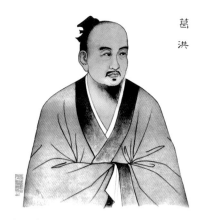

葛洪像

艾灸。在葛洪所著《肘后备急方》^①中开创性地记载了关于隔物灸的相关内容，隔物灸随之流传下来。书中还记述，为便于急救，除应用艾灸外，在仓卒无艾时，也可因地制宜、就地取材，用竹茹、黄蜡、纸屑等为替代品施灸，既可达到艾炷的温熨作用，又可以起到一定的清热开窍、通经活络等效用。同时，书中还记录了将艾灸运用到危急重症患者的救治中，比如猝死、霍乱、吐利、晕厥、狂犬咬伤等，艾灸均可取得佳效。其妻鲍姑以灸治赘疣而闻名于世，民间一直流传着关于她治病救人的传说。据《鲍姑祠记》记：鲍姑用"越岗天产之艾，以灸人身赘疣，一灼即消除无有，历年久而所惠多"。

另外，在两晋南北朝时期，医家还不断尝试扩大灸法的使用范畴，比如将灸法用于预防霍乱，或通过灸足三里穴实现健体养生，同时发明瓦甑灸，开创了器械灸的先河，极大地推动了后世艾灸疗法的发展。

随着我国经济、文化的日益发展，中外文化交流日益密切。南北朝时期，中国传统医学向国外传播的步伐加快，主要传播区域为东南亚地区。公元500年，葛洪《肘后备急方》流传至日本，灸学相关内容在日本得到传播发展。公元541年，梁武帝应百济王朝的请求，派工匠、画师、医师等赴朝，将中国传统医疗技术传播到朝鲜。公元562年，我国将《针经》赠日本钦明天皇；

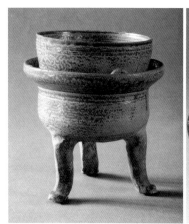
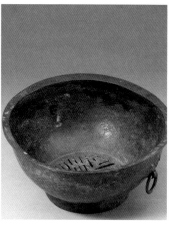

器械灸所用器物

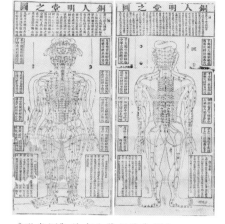

《明堂图》绘有人体经脉和经穴

①《肘后备急方》是一部集大成的急救医方手册，中医治疗学专著，系东晋医药学家、炼丹术家、道家葛洪（约公元283—343年）所著。该书系作者整合前人经验并摘录原著《玉函方》中可供急救医疗的单验方及灸法汇编而成，书中部分关于疾病、医方、医技的记载都开了我国乃至世界医学记录之先声。

同年，吴人知聪携《明堂图》《针灸甲乙经》东渡扶桑。该时期，中国传统医学在东南亚地区的影响力得到明显提升。

四、隋唐时期

隋唐时期对针灸的教学十分重视。唐初，在隋代太医署的基础上，形成了较为完备的医药学校，这是目前已知的世界上建立时间最早、建制规模最大的医药学校。唐代太医署于武德七年（624）建立，内设有医学和药学两部，其中在医学部之下又设有医科、针科、按摩科和咒禁科四科。针科设针博士、助教、针师、针工、针生等若干，针生在学习中医基本理论的基础上，重点学习针灸的各种手法。与教学发展相对应，唐朝还出现了艾灸的职业化倾向，有了"灸师"专职之称。韩愈有诗云："灸师施艾炷，酷若猎火围。"至此灸法成为一门独立的学科，并开始了职业化发展之路。

此阶段还出现了孙思邈和王焘两位重要的医学家，他们都是针灸疗法和灸法的大力倡导者。孙思邈曾说："汤药攻其内，针灸攻其外，则病无所逃矣。方知针灸之功，过半于汤药矣。"他的著作《备急千金要方》[①] 中有许多关于采用灸法治疗内、外、妇、儿等诸科疾病的介绍，同时还继续丰富和完善了隔物灸和施灸材料等内容，如隔蒜灸、豆豉灸、黄蜡灸、隔盐灸、黄土灸等，对后世产生了深远的影响。

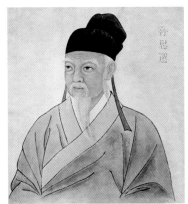

孙思邈像

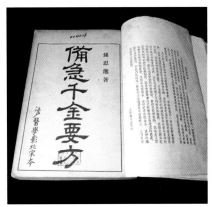

唐代孙思邈所著《备急千金要方》中有许多关于采用灸法治疗内、外、妇、儿等诸科疾病的介绍

王焘像

①《备急千金要方》是中国古代综合性临床医学经典著作之一，被誉为中国最早的临床百科全书。该书系唐代医学家孙思邈所著，约成书于永徽三年（652年），全书共30卷，集唐代以前诊治经验之大成，对后世医家影响极大。

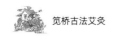

王焘著有《外台秘要》^①一书，他对灸法更是推崇，甚至只言灸而不提针。书中专设一章为"明堂灸法"，通篇无一字针法和针穴，只单论灸法，对施灸方法、材料以及注意事项进行了详细的描述。书中还记载了他采用艾火治疗心疝、偏风、骨疽、脚气入腹等疑难杂症的经验，分享了灸法的疗效。

隋唐时期，中外文化的交流传播进入繁盛期，中国传统医学在亚洲的影响力进一步加强。当时，中国是亚洲的医学中心，为亚洲地区人民的健康安乐贡献了中国智慧。这一时期，我国与印度、缅甸、斯里兰卡、印度尼西亚等国在医学领域均开展广泛交流，但论交流最为密切者当属日本。公元608年，日本学者惠日、福田到访中国学习医学，学成后将大量医疗著作和医疗经验带回日本，其中便包含艾灸技艺。公元754年，中国鉴真大师东渡日本奈良，带去诸多医学著作和药物，其中不乏艾灸医著。日本著名医学史学者富士川游在《日本医学史》中曾这样写道："灸法，不见于神代之记录，盖与针术自中华传来。"自公元6世纪后，中国古代医学著作《针灸甲乙经》《千金要方》《外台秘要》等也相继传入朝鲜，朝鲜受中国医学制度的影响，设置有医学博士等职。

五、宋元时期

在经过前期的不断摸索及大量临床经验的积累之后，至宋代，灸法不仅发明之多，且著述丰富，可谓到达了发展的顶峰，灸法进入全盛时期。

宋代，国家设立有太医局，并将针灸列为专科。据《宋史·太祖本纪》记载："太宗尝病亟，帝往视之，亲为灼艾，太宗觉痛，帝亦取艾自灸。"这一记录描述了宋太祖的弟弟赵光义得了急病，赵匡胤前去探望，并亲自手持艾条替弟弟灸疗。赵光义体有寒湿，温热的气息通过艾灸送入体内后，寒热交织产生疼痛。见弟弟饱受疼痛之苦，赵匡胤心有不忍，于是也给自己艾灸，分担弟弟的疼痛。古人赞赏赵匡胤对弟弟这份深厚的兄弟情谊，于是用成语"灼艾分痛"来颂扬他的美德。从这段文字记载可以得知，当时艾灸疗法已经相当普及，它不仅在民间广为流传，而且上至皇家宫廷也十分认可艾灸防病治病、养生保健的疗效。

宋代大量医药类书籍均对灸法有专门论述，可见灸法应用在宋代的广泛性和重要性。如《太平圣惠方》倡导针与灸并重；《普济本事方》提倡以内治为主，其中许多治疗方案涉及灸法；《扁

---

①《外台秘要》又名《外台秘要方》，由唐代官员、医学家王焘辑录而成，全书共40卷。该书是继《备急千金要方》后汇集历代经验方的巨著，保存了唐以前诸多资料，是研究中医治疗学的重要参考书，多具学术价值。

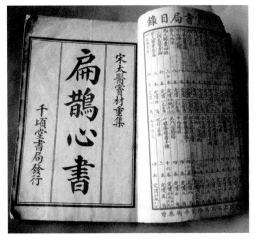

《扁鹊心书》

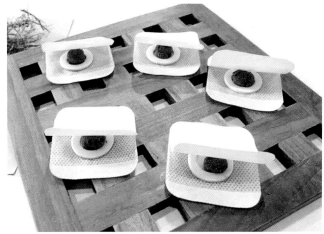

南宋王执中所著《针灸资生经》首次记载了"天灸法"

鹊心书》是记录灸法的专著，书中大约记载了80余种采用灸法治疗各类疾病的临床案例;《备急灸法》是除《肘后备急方》外另一部采用灸法治疗急危重症的专著，作者高度肯定了艾灸的功效，以为"凡仓卒救人者，惟艾灼为第一"。特别值得一提的是，南宋王执中所著《针灸资生经》一书在总结前人经验的基础上，发挥自身优势，以穴属病，在针灸学专著中具有较高的价值。书中首次记载了"天灸法"这一特殊的灸疗方法，即利用一些刺激性的药物贴敷于相关穴位，使之发泡，这是不同于温热刺激的另一类灸法，它也被称为自灸、敷灸、药物灸和发泡灸。

元代，随着针刺疗法研究的深入和应用的崛起，灸法的应用和发展受到一定的影响，但相关研究依然没有停滞。元代窦桂芳辑《针灸四书》，其中的《黄帝明堂灸经》[①]大量收录了古人的灸疗经验，还提出古人用火灸病时忌松、柏、竹、榆、桑、枣、枳、橘等八木之火。另外，以"金元四大家"[②]为首的不少医家，在灸法的巩固和完善方面也做出了一定的贡献。

六、明清时期

明清时期，随着西医的传入和封建思想的制约，灸法的发展逐渐趋于缓慢直至停滞。统治者认为，"针刺火灸，究非寿君之所宜"。公元1822年，道光皇帝下令"太医院针灸一科，着永远停止"，至此针灸一科被取消，针灸的传承发展受阻，针灸医学日趋走向衰落。但由于针灸本身具有简、便、验、廉等优点，因此依然深受劳动人民的喜爱，针灸得以在民间延续，如"太乙神针法"就是由明代的"雷火针法"发展而成，初现于康熙年间，因其颇具疗效，至雍正年

---

① 《黄帝明堂灸经》，原书系唐人所撰，现存日刻本，元代时此书辑入《针灸四书》中。
② 金元四大家指金元时期（公元1115—1368年）的刘完素、张从正、李杲、朱震亨四位著名医学家及他们所代表的四个不同的学派，即火热说、攻邪说、脾胃说和养阴说。

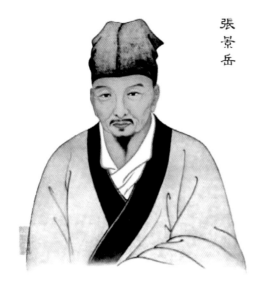

张介宾像

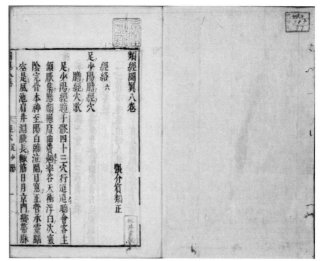

明代医家张介宾所著《类经图翼》中专门辑录了明以前几百个灸疗验方

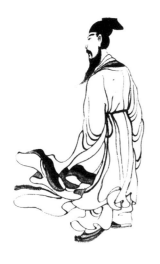

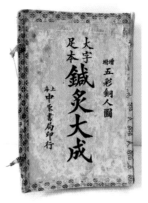

明代杨济时所著《针灸大成》对明以前的针灸学术成就进行了全面总结，具有极高的研究和应用价值

杨济时像

间经范培兰推广而得以流传。

明代对灸法也做了进一步的总结，如明代著名医家张介宾（号景岳）在所著《类经图翼》[①]中就专门辑录明以前几百个灸疗验方，其中涉及内、外、妇、儿各科几十种病证。

明代还有位伟大的针灸学家杨济时（字继洲），浙江人，曾任太医院御医。他重视灸疗的研究实践，强调针灸、药物并用，认为医者应针对不同疾病选用适用的疗法。其所著《针灸大成》[②]中对明以前的针灸学术成就进行了全面总结，尤其是书中不少内容系杨氏的家传与独创，具有极高的研究和应用价值。他将辨证、选穴、施治紧密结合经络理论，并完善了配穴理论，特别是他提出的"十二字分次第手法"与"下手八法"针刺手法，至今仍为针灸医家所习用，在我国针灸学的发展中起到承前

①《类经图翼》系明代杰出医学家张介宾所撰，全书共11卷，分"运气""经络""针灸"三部，其学术思想对后世影响很大。

②《针灸大成》又名《针灸大全》，由明代医学家杨继洲所撰。该书分10卷，系杨氏根据家传《玄机秘要》，参考明以前针灸学著作，并结合针灸临床经验编撰而成。本书较全面论述针灸理论、操作手法等，并考定腧穴名称和部位，记述历代名家针灸医案，为对明以前针灸学术的又一总结，是学习研究针灸的重要参考著作。

启后的作用。《针灸大成》现有各种版本达 50 余种，并被译成德、法、英、日等多国文字，受到了世界各国医学界的重视，成为促进中外医学交流的重要媒介。

随着科学技术的发展，海陆交通日益畅通，至明代，艾灸更加广泛地走向世界。这一时期，众多海外学者到中国学习医术，日本、朝鲜更是在吸取中国传统医学精髓的基础上，建立了具有自身特色的艾灸学。日本学者竹田昌庆在我国收集针灸铜人等物；日本僧医月湖长期定居浙江钱塘，他大量收集中国医典，其中便包含艾灸学的资料。万历年间，明人琢周还专赴日本长崎传授艾灸。16 世纪后期，日本人直漱道三开创日本历史上编撰针灸专著的先河，先后编撰《针灸集要》和《指南针灸集》。公元 1409 年，朝鲜始设女医，专门挑选数十名少女学习针灸、脉理和医药之法治疗妇女疾病。公元 1644 年，朝鲜人自编的第一本针灸专著《针灸经验方》问世。至此，艾灸真正在日本和朝鲜落地生根。

清代，西方国家陆续出现艾灸相关的著作和文献。在西方，艾灸被称为"Moxibustion"。该词是由荷兰人旁特和赖尼等人创造。1671 年，《中医秘典》在法国出版，针灸开始应用于法国临床实践，法国也成为欧洲应用针灸最早的国家之一。德国外科医生甘弗为艾灸在德国的传播做了重要贡献，他在亚洲工作期间将各式各样的艾灸介绍到德国。1775 年，一具乾隆年间制造的针灸铜人传到英国，这是现知最早传到西方的中国针灸铜人。17 世纪末至 19 世纪上半叶，欧洲学者发表诸多有关艾灸的文献，今日见者仍多达 80 余篇。18 世纪以后，灸法在西方的传播达到巅峰，仅 19 世纪上半叶，欧美出版介绍中医中药的著作就多达 60 余种。但从 19 世纪中叶起，西方的中医热潮逐步衰退。

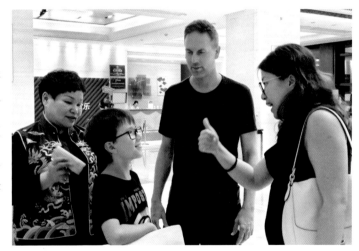

艾灸受到各国人民的认可和喜爱

七、新中国成立以后

新中国成立后，灸疗法得到复兴和发展，各地各级中医院开设灸疗科，全国各省市均先后开展灸法应用的研究工作，大部分中医药类高等教育机构还专设了灸疗专业。

目前，艾灸疗法不仅仅在医疗单位被广泛应用，而且被百姓家庭所普遍接受，民间的艾灸

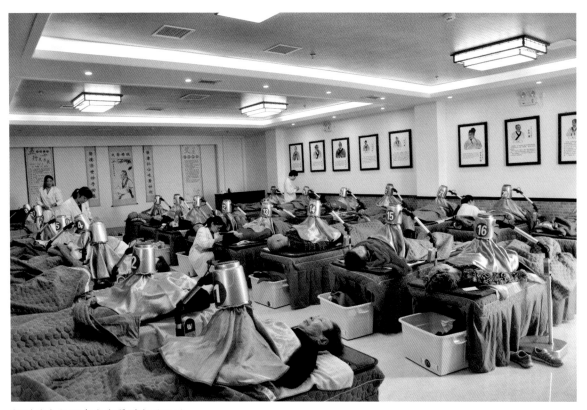

新型艾灸仪器在当代得到广泛运用

培训学校也先后开设课程培养艾灸人才，全国各地形成一股艾灸的热潮。在这一热潮之下，传统的艾灸疗法得到广泛推广，许多与当代生活契合的新型灸材、新型器械灸法等科研成果也得到创新应用。

在研究领域，灸法防治疾病的案例积累超过200种，灸治方法日益丰富，并且结合现代科技新创了光灸、冷冻灸、电热灸、铝灸等。灸法相关研究课题也已被列入国家重点研发计划（973计划），众多中医专家经过大量细致的研究，不仅更加明确了灸法的治疗机理，同时在一定程度上也发现并总结了灸法的临床规律，使灸法无论是在临床治疗还是在保健养生方面都得到了更为科学的研究和广泛的使用。

受现代西方国家医学体系的影响，灸法的传承传播也曾经历了一段时间的式微，但在民间丰厚的传统文化土壤的滋润下，依然顽强地传承至今。2010年，联合国教科文组织审议通过中国申报的非物质文化遗产项目"中医针灸"，将其列入人类非物质文化遗产代表作名录，灸法的传承发展再次迎来历史机遇。

在国际传播方面，1971年7月，《纽约时报》刊登了一篇题为《现在让我告诉你们我在北京的手术》的报道。这篇文章讲述的是一名美国记者在北京接受针灸治疗的经历，当时文章一经发表，就在美国引发了意想不到的针灸热，这也标志着现代中国针灸正式传入美国。1979 年，WHO（世界卫生组织）向世界各国推荐适合针灸治疗的 43 种

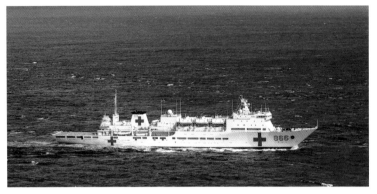

中国"和平方舟"号医疗船受邀参加"环太平洋"联合军演

疾病。1997 年 11 月，NIH（美国国立卫生研究院）在年度会议上对针灸治疗进行审查并得出结论：针灸是一门科学，虽然它的治疗机理还不明确，但将被美国医生承认。2013 年 9 月，首届国际灸法大会在北京成功举办，大会开创性地针对当前艾灸养生热潮和养生产业的发展，对灸疗医学的前景、灸疗教育与灸疗科研等方面进行了广泛的学术交流和深入探讨，来自全球近 700 名艾灸名家、针灸专家、中医药学者、国家级灸疗师、艾灸企业代表和灸疗会所负责人齐聚北京，分享了近年来在灸法临床运用中的最新研究成果和临床经验，以及艾产品的新发明、新创造。目前，国际灸法大会已连续举办多届，带动了海外艾灸专家和机构的逐年递增，同时也使我国艾灸产品的出口量逐年增长，尤其是日韩、欧美等国家和地区对艾制品的需求量不断扩大。2016 年 6 月 30 日至 8 月 4 日，中国受邀参加由美国第三舰队主导的"环太平洋 –2016"联合军演，当时同中国军舰一起参演的还有一艘特别的船只——"和平方舟"号医疗船。在这艘船上，中国军医向世界展示了中国传统的治疗方法"艾灸""拔罐"等，赢得了各国军医的广泛好评。

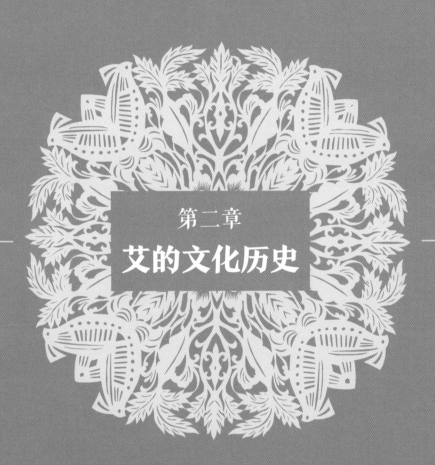

第二章

艾的文化历史

艾是一种药用植物，也是一种经济作物。几千年来，艾草一直徜徉在中国传统文化的长河中，春风化雨，润物无声，在民间文学、传统医药和民俗文化中发挥着其独特的魅力，代表着一种特有的文化属性，是中华传统医药文化中的一朵奇葩。

"艾的文化属性"表现为个人、团体、民族、国家的生产和生活都与艾有着习惯性的联系。即使在科学技术高度发展的当代，艾依然显现出强大的文化活力，在现代人的日常生活、习俗、生存环境和对健康的追求中扮演着重要的角色，表现出渗透进骨子里的一种文化传承。

第一节 艾草与医药

一、艾草入药

艾草具有纯阳之性，自古便享有"中医之草"的美称，在中华民族的生存与繁衍过程中发挥着重要的作用。

据史料记载，大约在春秋战国时期，艾草已经正式应用于医疗领域。《孟子·离娄上》中明确记载有"七年之病求三年之艾"。[①] 孟子生活在公元前385年到公元前304年前后，据此可以推断，至迟在公元前304年，人们已经将艾灸应用于治病养生。《五十二病方》中有"取桌垢，以艾裹，以灸精者中颠，令炯而已"。此时艾与其他药物，如桑叶、桌垢等同时运用到灸法

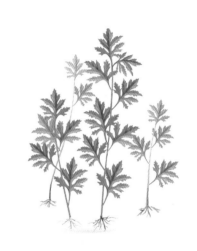

艾草图样（田茵茵供）

之中，灸法成为艾草发挥其药用价值的重要方式。我国第一部中医理论著作《黄帝内经》虽对药物的记载较少，但苦艾草却是《黄帝内经》中提到的为数不多的几种药物之一。从《灵枢·经水》"其治以针艾"可知，至迟到西汉时，"艾"已被作为"灸"的代名词，从此"艾"与"灸"就紧密结合，历经两千余年的磨砺，逐步发展形成今天的"艾灸"疗法。

艾草入方剂的历史最早可追溯至东汉著名医家张仲景所撰的《伤寒杂病论》和《金匮要略》，著述中有两则用艾的处方，即胶艾汤和柏叶汤。前者用于治经寒不调或胞阻胞漏、宫冷不孕等症，取艾叶可暖宫止血之功效；后者用于治吐血不止，取艾叶"主下血、衄血"[②] 之功，此二方至今仍是中医临床常用之方。

东晋葛洪的《肘后备急方》多有收录民间常用的治病处方，其中关于艾叶的处方有6个。艾叶在民间的运用颇多，治疗的疾病涉及内科杂病、皮肤病、疼痛类疾病等，在用法上也不拘于单一的煎汤入药，还有烟熏、制酒服用等方式。

陶弘景《名医别录》对艾叶的药性理论作了较为全面的研究论述："艾叶，味苦，微温，无毒。

---

① 孟轲．孟子［M］．万丽华，蓝旭，译注．北京：中华书局，2006.
② 主下血、衄血：下血泛指便血等，衄血指鼻孔出血。本方多用于治疗虚寒性的出血症，阴虚火盛迫血妄行者，不可用之。现在多用于上消化道出血、咯血、便血，女性月经量多、崩漏下血等临床辨证属虚寒者。

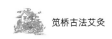

主灸百病，可作煎，止下痢，吐血，下部蜃疮，妇人漏血，利阴气，生肌肉，辟风寒，使人有子。一名冰台，一名医草。生田野。三月三日采，暴干。作煎，勿令见风。又，艾，生寒熟热。主下血，衄血、脓血痢，水煮及丸散任用。"其所载的艾叶"止下痢""妇人漏血""衄血"等应用，一直为后世所遵循。

《本草纲目》记载："艾叶生则微苦太辛，熟则微辛太苦，生温熟热，纯阳也。可以取太阳真火，可以回垂绝元阳。服之则走三阴，而逐一切寒湿，转肃杀之气为融和。灸之则透诸经，而治百种病邪，起沉疴之人为康泰，其功亦大矣。……艾附丸治心腹少腹诸痛，调女人诸病，颇有深功。胶艾汤治虚痢，及妊娠产后下血，尤著奇效。老人丹田气弱，脐腹畏冷者，以熟艾入布袋兜其脐腹，妙不可言。寒湿脚气，亦宜以此夹入袜内。"单从"回垂绝元阳""治百种病邪""妙不可言"等文字描述就可知古代医家对艾草的肯定。

现代研究发现，艾叶的主要成分是挥发油，其药性既可通过对体表穴位施灸渗透到体内而起治疗作用，也可通过呼吸法进入机体发挥调节作用。时至今日，艾仍然应用于散寒祛湿、温

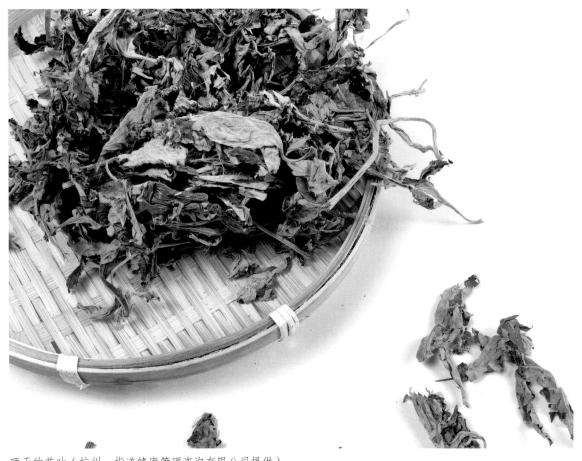

晒干的艾叶（杭州一指道健康管理咨询有限公司提供）

经止血、消瘀散结等方面，特别在妇科疾病方面，艾的使用频率尤其高。此外，艾草油也有一定的止咳、祛痰、平喘作用。

二、艾草防疫

东晋葛洪《肘后备急方》载："断瘟病，令不相染……又方：密以艾灸病人床四角，各一壮。不得令知之，佳也。"早在东晋时期，中国就已有通过艾灸防治瘟疫传染的案例，后世历代医家继承了这一观点，《太平圣惠方》《普济方》中都有记载利用艾灸烟熏防治时气瘴疫的医方。

利用艾烟防疫也是现代空气消毒的一种方法。研究发现，艾烟具有抗菌、抗真菌、抗病毒、抗支原体等的功效，通过艾条烟熏室内，能达到空气消毒的目的。如此看来，在遥远的古代，医家先贤就能准确地意识到用艾烟进行空气消毒可以有效预防传染病，这实在是一件了不起的事。这一传统的防疫方法流传至今，在实际应用中，有些专用于烟熏的艾条还会在制作过程中加入苍术、白芷等芳香类药材，加强辟秽防疫的功效。

艾草防疫除了烟熏消毒外，扶正辟邪也是其重要的功用之一，通过艾灸增强自身的免疫力，达到"正气存内，邪不可干"。孙思邈的《备急千金要方》有记载："凡人吴蜀地游宦，体上常须三两处灸之，勿令疮暂瘥，则瘴疠温疟毒气不能著人也。"此"吴蜀地"即指江浙、四川一带，此地多湿气，游历者会事先在身上使用疤痕灸疗法，并且让灸疮一直存在。这个灸疮相当于疫病的护身符，能使人体免于瘟疫毒气的感染。唐代《外台秘要》还论述了用灸法治疗瘟疫的方法："天行病，若大困，患人舌燥如锯，极渴，不能服药者，同时灸巨阙三十壮。"可见，早在唐代，通过使用艾灸预防和治疗疫病的方法便已经普及。

我国岭南地区曾在十九世纪的鼠疫疫情和霍乱疫情的防治中大量运用艾灸，极大地缓解了因疫情范围广、防疫设施不足和医疗技术匮乏造成的医疗压力。十九世纪末，广州部分鼠疫患者出现服药无效的情况，最后依靠针灸取得良好疗效。"当疫症初起时，身上生一恶核，大如青梅，小如绿豆，痛彻于心，顷刻间神志昏迷，不省人事，药石均无所用，惟施以针灸或可挽回。"[①]这些真实的医疗案例说明，针灸在防疫治疫中具有明显疗效是不争的事实。在防治霍乱的过程中，岭南医家认为流行性霍乱多属阴寒之症，用艾灸为宜。清代林庆铨《时疫辨·附录经验杂方》记载："光绪二十八年壬寅岁仲春，阴寒霍乱之症………羊城一郡，伤人数万口，惟有先用艾灸一法，百发百中。"虽然该文字记录对艾灸的疗效或有夸大之处，但它的确佐证了艾灸对治疗霍乱疫情

---

① 粤东患疫续纪 [N]. 申报，1894-5-23.

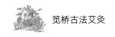

的良好效果。

随着现代传染病学的发展，艾灸在防治传染病方面的运用逐渐减少。在非典疫情流行期间，部分中医师曾提出并尝试利用艾灸进行防疫，但该措施没有得到大面积的推广。近几年，受新冠肺炎疫情和人们对传统中医药认识加深的影响，艾灸防疫再次引起关注。2020年2月，中国针灸学会印发《新型冠状病毒肺炎针灸干预的指导意见》（第一版），将艾灸列为抗击新冠肺炎的重要防治手段，详细指导艾灸的操作，并针对疑似病例、轻症病例、恢复期等不同病程的患者拟出不同的方案，为居民在家灸治和预防疫情提供了安全可行的方法。在学术领域，涌现出大量关于艾灸防疫的研究，以理论和案例分析的方式证明了灸法能从多角度、不同层次对免疫系统施加影响，从而增强人体的抗病能力。

三、艾草妙用

食

神农尝百草是中国传统饮食和医药相结合的开端，中医"药食同源"理论便源于此。民以食为天，古人早在几千年前就以鲜艾入膳，陈艾入药，并明确指出"煎服者宜新鲜，灸火者宜陈久，生用则寒，熟用则热"。

唐代孟诜《食疗本草》最早介绍了艾叶的食疗方法及作用："若患冷气，取熟艾、面裹作馄饨，可大如丸子许。""春月采嫩艾做菜食，或和面作馄饨如弹子，吞三五枚，以饭压之，治一切鬼恶气，长服止冷痢。"其他一些经史书籍也有关于端午"悬艾人、戴艾虎、饮艾酒、食艾糕"等民间习俗的记载。

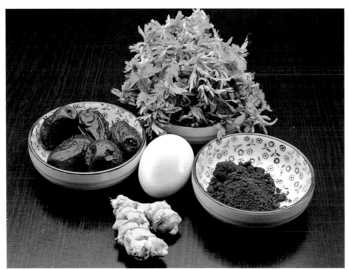

使用艾草制作药膳（杭州一指道健康管理咨询有限公司提供）

生艾叶色清爽，气辛香，端午前后是食用艾叶的好时节，较为常见的相关美食有艾叶糍粑、艾团、艾叶炒饭等。我国南方传统食品中，有一种艾叶粑粑就是用鲜嫩的艾叶和糯米粉和在一起，包上花生、芝麻及白糖等馅料做成的。食用艾叶能起到开胃醒脾、增强免疫力等功效。在一些地方，民众还有用艾叶泡茶、煲粥、做汤、蒸糕的风俗。艾叶茶可以作为慢性咽炎患者的最佳饮品，鲜榨艾草汁便是一杯香气浓郁的养生饮品，也可以用作食物的天然上色颜料，比如艾草豆腐。艾叶还被用于很多药膳，比如艾草煮鸡蛋、艾草炖鸡汤就非常适用于脾胃虚寒或体质虚寒的人群。

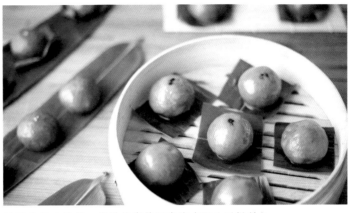

清明艾团（杭州一指道健康管理咨询有限公司提供）

熏

　　艾草与中国人的生活有着密切的关系，每至端午之际，人们总是将艾置于家中驱邪辟秽。古人认为，芳香植物的香气属于清正之气，能起到助长阳气、驱邪辟秽之功。中医"芳香辟秽"法即是以芳香之品起到辟邪扶正、疏利通达、开闭化滞、推陈祛腐的功效。艾草泡水熏蒸可消毒止痒，艾叶熏蒸母婴室可抑制葡萄球菌、绿脓杆菌、结核杆菌、大肠杆菌等10多种常见细

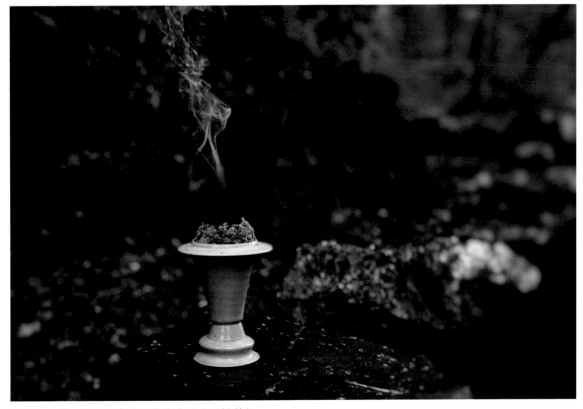

熏艾（杭州一指道健康管理咨询有限公司提供）

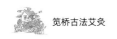

菌的生长，对产妇和新生儿的毒副作用小，因此产妇多用艾水洗澡或熏蒸。现代实验研究证明，艾叶具有抗菌、抗病毒、平喘、镇咳、祛痰、止血、镇静、抗过敏和护肝利胆等作用。

当代，在农村很多地方仍然会用熏艾法驱除蚊虫。近几年，艾烟防疫法也应用于新冠肺炎疫情。艾烟可以在人体周围空气中形成天然气幕，达到消毒净化空气的作用；艾草中的天然杀菌、抗病毒成分也可使鼻窦腔、喉头与气管形成"药膜"，大量积聚抗体，达到灭菌、杀毒、防止染病的效果。在流感高发季节，可以定期在室内点一支艾条，既可香薰起到镇静安神作用，亦可预防呼吸道感染。

洗

药浴是利用中药煎水，滤渣取液，选择适当温度洗浴全身或患部的一种中医治疗方法，属中医外治法的范畴。药浴时借助水的特性将相关的药物溶于水中，采用温热法（即选择一定的温度）使药物透过皮肤、穴位等直接进入经络、血脉，通过物理效应与药理效应发挥治疗作用，在轻松的泡澡中就可以达到防病治病的功效。

艾叶是常用的药浴药材，能温经通络，加快全身气血循环，对人体具有消除疲劳、焕发精神的作用。如果艾叶再搭配其他中草药，还能对多种病症起到很好的调理功效，比如艾草加上花椒，能够除湿杀菌，适用于有脚汗、脚臭、脚气、湿疹的人；艾草加上红花，能够温经、活血、止痛，可以改善腿部的静脉曲张、四肢不温、手脚麻木、关节冷痛的症状；艾草加上生姜，能散寒、温经、止呕，对着凉受风、风寒咳嗽、宫寒痛经、脘腹冷痛等具有很好的改善作用。

对于全身慢性皮肤问题，比如慢性期的湿疹或神经性皮炎，使用艾草浴会有较好效果。此外，月子期间的产妇，如若想要洗头又担心寒湿侵入，可以采用艾叶煎汤兑水洗头冲淋，艾叶的辛散有助于把寒湿邪气格拒在外。小朋友如果出现鼻塞流涕等风寒感冒症状时，也非常适合艾草药浴。

日常生活中，人们可以采用艾草泡脚以达到温经通络、消除疲劳的目的，具体做法为：取30—50克干艾草煮水，药水以没过脚踝上三寸为宜。泡脚期间应

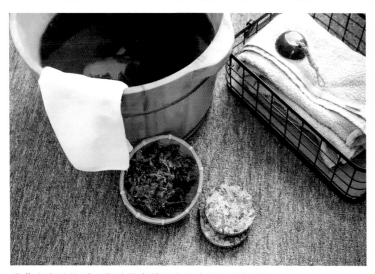
艾草泡脚（杭州一指道健康管理咨询有限公司提供）

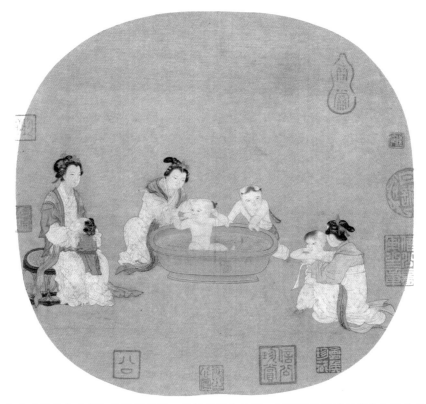

宋代佚名《浴婴仕女图》以驱邪祛病、保持健康为主题，画面描绘了端午节为儿童进行香汤药浴的场景（美国弗利尔美术馆藏）

注意多喝温开水，少吃寒凉的食物，泡脚后注意休息。发烧和患有低血压、糖尿病的人要在医生指导下行艾草泡脚。

制

印泥是我国特有的文房之宝，无论是文件签署，还是历史文物，以及金石书画之钤记都需要使用印泥。它是书画家创作活动中不可或缺的材料，是传达印章艺术的媒介物，其质量的优劣，直接影响到印章艺术所表达的效果。

印泥的发展始于魏晋南北朝。印泥的主要原料有朱砂、朱膘、艾绒、蓖麻油、麝香、冰片等，经过手工捣揉制作调和而成。过去也曾尝试使用柳絮、灯心草作为植物纤维置入印泥，但效果都不及艾草，所以到了现代，印泥中的植物纤维基本都采用艾草。

艾草作为印泥原料，首先需要经过晒干、挑选，选拔其中长度达标、弹拉力强、韧性足的部分，然后通过去皮、拉直，使艾绒符合印泥的植物纤维标准。好的艾绒具有相当的弹拉力和韧性，使印泥不被拉出至印面而影响印文效果。

西泠印泥是中国印泥的典型代表之一。作为篆刻艺术的载体，它在保持原有优良品质的基

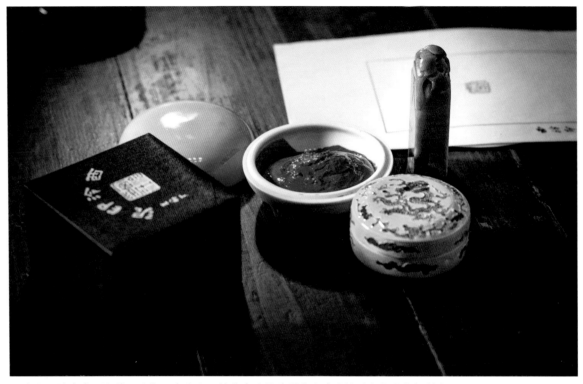

西泠印泥被奉为"印林至宝"，奥秘之一就藏在艾绒的制备之中（杭州市文化馆提供）

础上不断突破改良，独创多种新品，其选料严格、用料精良、制法考究，久为中外书画家所喜爱，被奉为"印林至宝"。其色泽古雅，质地细腻，夏不渗油，冬不凝固，浸水不褪，钤出的印文清晰传神，在国内外久负盛名，而它制作技艺的奥秘之一就藏在艾绒的制备之中。

2009 年，西泠印泥制作技艺被列入浙江省非物质文化遗产代表性项目名录。

第二节　艾灸的制备

一、采摘与产地

艾灸的原料——艾草，别称冰台、香艾等，是菊科蒿属多年生草本或略成半灌木状植物，全株高度80—250厘米，主干明显，略粗长；叶厚纸质，叶片互生，羽状半裂，裂片上又有分裂，叶基裂片似托叶，无叶柄，叶背生灰白色短绒毛甚密；夏秋之交开淡黄色、淡绿色或紫色小花，植株有浓烈香气。艾草的产

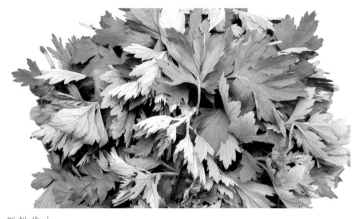
新鲜艾叶

地分布极广，除极干旱与高寒地区外，几遍及全国，生于低海拔至中海拔地区的荒地、路旁、河边及山坡等地，也见于森林和草原地区。

艾草极易繁衍生长，对气候和土壤的适应性较强，喜阳光、耐干旱、较耐寒，以土层深厚肥沃、富含腐殖质的壤土最宜生长。艾草易生长且分布广的特点，是艾灸能够得到广泛推广使用的前提之一。

但中草药的质量与产地有着直接的关系，正如"一方水土养育一方人"，不同产地的艾草有着不同的成分，药用价值存在显著差异。明代《本草纲目》记载："艾叶，《本草》不著土产，但云生田野。宋时以汤阴复道者为佳，四明者图形。近代惟汤阴者谓之北艾，四明者谓之海艾。自成化以来，则以蕲州者为胜，用充方物，天下重之，谓之蕲艾。"此处指出了艾草道地药材产地的变迁。至近代，河北安国（古称祁州）亦为重要的艾草产地，称为祁艾。北艾、海艾、蕲艾、祁艾并称为"四大名艾"。据考证，复道即今河南安阳汤阴县的伏道镇，蕲州即今湖北黄冈蕲春县蕲州镇，四明即今浙江宁波市。时至今日，市场化经营的海艾虽已不多见，但湖北蕲春、河南安阳、河北安国以及后来居上的甘肃天水依然是艾草的道地产地。

艾草的采摘时间对药性也有重要的影响。一般来说，在端午之前，艾草处于营养生长期，而端午时节是艾草的最佳成熟期，此时植株茂盛而柔嫩，闻起来有股浓烈的香气，药性价值达到最高水平。过了端午之后，艾草逐步进入繁殖生长期，植株的营养为开花结果而消耗，所以

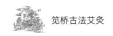

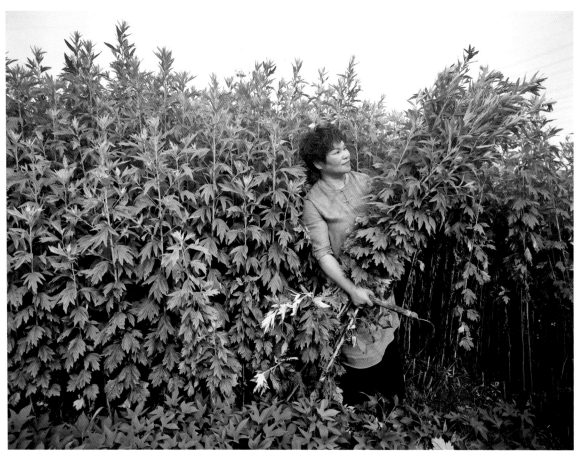

端午期间，人工栽培的艾草丰收（杭州一指道健康管理咨询有限公司提供）

艾草最好在端午前后的清晨采收。采摘艾草的基本标准为：艾草的高度在五尺以上为佳，没有破损和虫咬过的痕迹；植株笔直强壮，叶片生长较密，老叶、枯叶较少。这样的艾草更为健康，生命力最为旺盛，艾草油挥发的香气也会更浓郁，驱虫治病的疗效更佳。

二、制备与辨别

工欲善其事，必先利其器。要让艾灸达到好的疗效，首先就要重视艾绒的制备，有了好的材料，才能发挥更好的药效。

《本草纲目》对艾绒的制备有明确的记载："拣取净叶，扬去尘屑，入石臼内木杵捣熟，罗去渣滓，取白者再捣，至柔烂如绵为度。用时焙燥，则灸火得力。"制备时，首先需要选择新鲜健壮的艾草，分摘叶和秆，去除杂质和枯叶，然后将艾草秆的嫩茎部分以中药浸泡一日，经晾干、打捆等程序后储存起来，一般以三年陈艾为佳。再以古法反复晒杵、捶打，粉碎艾叶和艾秆，筛除杂质、粉尘，直至艾绒柔烂如绵。

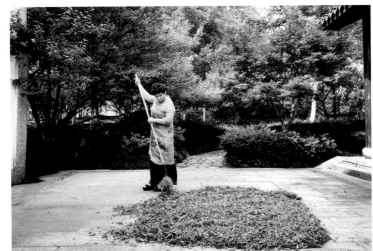
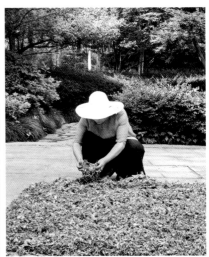
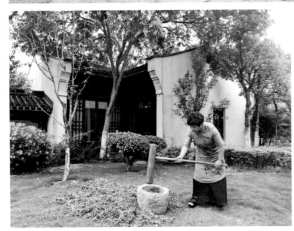
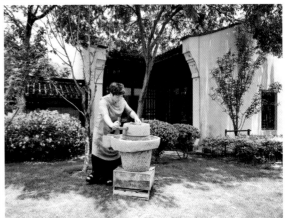

代表性传承人陈红娟正在制备艾绒（杭州一指道健康管理咨询有限公司提供）

　　《孟子·离娄上》有"七年之病求三年之艾"，说明古人对艾的选择已有相当丰富的经验。制作好的艾绒一般会选用存放三年的陈艾，陈艾的优点是含挥发油少、燃烧缓慢、火力温和、烟气较少，而新艾则相对气味辛烈、含挥发油多、燃烧快、火力强、烟气大，容易伤及皮肤和血脉等。陈艾灸火"温而不燥，润能通经"，故临床使用一般采用陈艾，这也是历代医家反复强调的。《本草纲目》记载："凡用艾叶，须用陈久者，治令细软，谓之熟艾。若生艾灸火，则伤人肌脉。"

　　古代医家判断艾绒好坏自有一套标准：加工到"柔烂如绵""柔细黄熟"，使用时达到"焙燥""如润无功"。现代医疗实践中，因人工捣筛制绒方法耗时费力，工效较低，仅被少数民间中医采用，捣筛出来的艾绒也仅用于个人临床；市场销售的艾绒大部分是由机械粉碎去渣，大批量加工而成。生产商会根据艾绒的精细程度及艾叶制绒产率的不同，生产出不同规格的艾绒制品。目前市面售有不同加工比例的艾绒，其中 30 ∶ 1 规格的艾绒称为黄金艾绒，即 30 千克艾叶经深加工"提炼"出 1 千克艾绒。但由于市售艾绒的质量及加工标准尚不统一，因此艾绒及艾条的质量良莠不齐。

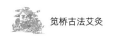
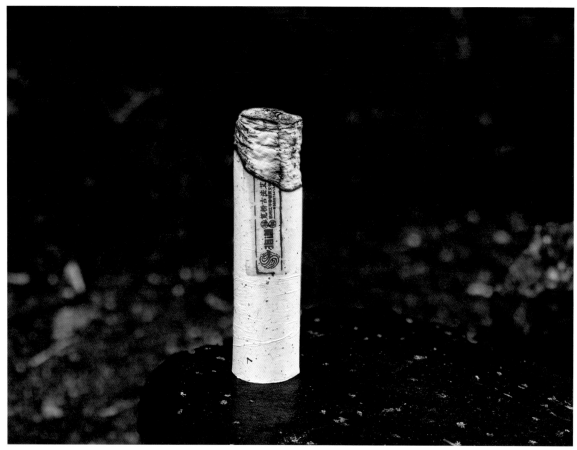

燃烧后的艾条（杭州一指道健康管理咨询有限公司提供）

艾绒的优劣一般可以从颜色、气味、火力、灰烬四个方面进行辨别。

一看颜色。上品的艾绒一般呈卡其色或者土黄色，绒体干燥细腻，偶有少量的黑色细小颗粒，被称为"黄金绒"。劣质艾绒多是青色，或者灰白色，茎秆杂质颗粒大且多。

二闻气味。质量好的艾绒有柔和的艾草天然芳香，燃烧后烟色淡白，烟味不刺鼻；质量差的艾绒烟气大，刺激性强，有些甚至伴有霉味，燃烧时有呛鼻情况。

三看火力。从燃烧速度上，纯度高的艾绒细腻蓬松，因此燃烧更快。从燃烧火力上，纯度高的艾绒火力温和均匀，内透力强；纯度低的艾绒，由于杂质多，燃烧速度慢，但是火力相对猛烈而不均匀，易产生爆燃情况。

四观灰烬。燃烧后，质量好的艾灰呈现为灰白色，触感光滑，不易散落。质量差的艾灰为深灰色，外观粗糙呈颗粒状，到处散落。

三、艾灸的种类

艾灸对于人体，如太阳对于万物。当太阳普照，寒冷潮湿便随之消散，冰川会溶解，河道会通畅，植物会茁壮成长。

艾灸的疗疾保健效果被历代无数临床医生和养生达人的实践所证实。然而对其诊疗机制的认识，大部分人都是一知半解或者片面的。正是对艾灸机制认识的不足，让很多人觉得用红外线灯烘烤，或用电热的艾灸器，再或是用热水袋热敷，也能达到温热的效果。其实艾灸的作用是综合的，它对全身的调理作用很难被现代的科技手段完全取代。

目前，艾灸的种类可分为传统灸法和新型灸法两大类，其中传统灸法主要指直接灸、间接灸、温灸器灸、温针灸等，新型灸法主要有热敏灸、火龙灸、麦粒灸等。

直接灸

直接灸，又称"着肉灸"和"明灸"，即直接以艾条进行施灸，不使用其他介质或器具。直接灸的操作最为便捷，只需手执艾条，即可自行完成艾灸的过程。这是从古至今最常用的灸法，古代灸法即是从直接灸为开端而逐步发展的。

直接灸又可以分为化脓灸和非化脓灸。化脓灸，即对准人体穴位，用艾火直接烧灼。该灸法会对身体造成轻重不同的烧伤，会产生灸疮和流脓现象，以延长艾灸作用而收效。由于该灸法在灸疮愈合之后多有瘢痕形成，故亦称瘢痕灸。魏晋时期的《针灸甲乙经》中有关于发灸疮的记载："欲令灸发者，灸履鞴熨之，三日即发。"此处记载的"发灸疮"法对后世各医家均产生了一定的影响。南北朝《小品方》也有记载："灸得脓坏，风寒乃出，不坏则病不除也。"在随后的隋唐时期，众医家均重视灸疮。南宋《针灸资生经》有"凡着艾得灸疮，所患即瘥；若不发，其病不愈"。但在当代，人们普遍对该灸法具有一定的畏惧心理，故而现在已经很少能看到这种灸法。

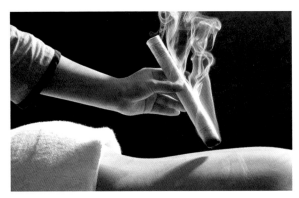

直接灸

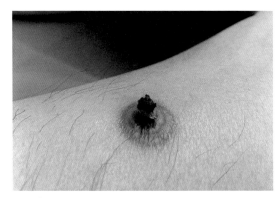

化脓灸

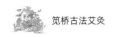
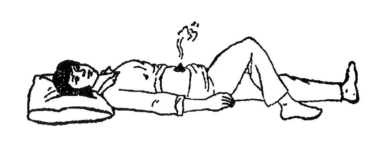

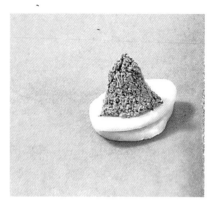

隔蒜灸

间接灸

间接灸，也叫隔物灸，即在施灸时于艾炷与皮肤之间隔垫一些物品。这是一种古老的灸法，它巧妙地将艾灸与各类药物结合，通过放置药物于灸火之下，借艾灸热力的熏蒸，加快药物的渗透吸收，因此在保健疗疾上更具有针对性。隔垫的物品因病而设，在形态上也因病而异，或呈切片状，或制成药饼状，或研成药末状。历代经实践过的间隔物多种多样，仅文献记载的就有隔蒜灸、隔盐灸、隔椒面饼灸、隔南星饼灸、隔附子灸、隔葱灸、隔姜灸、隔巴豆饼灸等。如《肘后备急方》记载："取独颗蒜，横截厚一分，安肿头上，炷如梧桐子大，灸蒜上百壮。不觉消，数数灸，唯多为善，勿令大热。但觉痛即擎起蒜，蒜焦更换用新者，不用灸损皮肉。"

目前，常用的灸法有隔盐灸、隔姜灸、隔药粉灸等。

温灸器灸

温灸器灸，是一种借助器具来施灸的灸法。在日常施灸的实践中，人们一方面想要解放操作艾灸所耗费的人力，另一方面又要满足特殊部位的施灸，于是自然而然就开始探索借助外部器械。

早在唐代《备急千金要方》中就记载："治卒中风口喝不正方……以苇筒长五寸，以一头刺耳孔中，四畔以面密塞之，勿令泄气，一头内人豆一颗，并艾烧令燃，灸七壮"。这里介绍的温灸器灸法便是将苇管（或者竹管）的一端插入耳中进行施灸的方法。《肘后备急方》也记载了几种温灸器灸法，如管灸法："烧艾于管中熏之，令烟入下部，中少雄黄杂妙"；如瓦甑（古时一种陶制的炊器）灸法："取干艾叶一纠许，丸之，内瓦甑下，塞余孔，唯留一目。以痛处着甑目下，烧艾以熏之。"

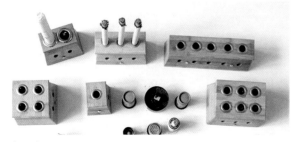

温灸器灸

在古代医书的记载中，还创制有一些针

对皮肤疾病的灸法，如蛋壳灸、核桃壳灸。这些方法都是利用壳状物中空的特点，将皮肤疾病的创面和艾灸间做一定间隔，以防止热度过高，这些都属于温灸器灸法的范畴。

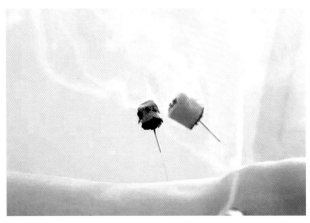

温针灸

温灸器的使用让艾灸操作更为方便，同时器械的包裹也使热度不易散失，可以较长时间地连续给予舒适的温热刺激，在目前临床和养生中的运用越来越广泛。

温针灸

温针灸，是指将针刺和艾灸两者结合，在针刺入穴位后，将针尾的艾段点燃，借用针体良好的导热性能将灸的热力传导到病灶深处。

温针灸最早见于东汉张仲景所著的《伤寒论》，据明代《针灸大成》载："其法针穴上，以香白芷作圆饼，套针上，以艾灸之，多以取效。"

热敏灸

热敏灸，是采用点燃的艾材悬灸于较敏感的穴位，以激发特殊的灸感和经气传导，比如透热、扩热、传热、局部不（微）热远部热、表面不（微）热深部热、非热感觉等，并施灸到饱和量（灸感消失），从而提高艾灸疗效的一种新式疗法。

自古以来，针灸治疗尤其是针刺治疗，讲究的是"得气"。"得气"，指在治疗过程中出现酸、麻、胀、循经感传、皮肤发红等主观感受。"得气"即意味着针灸刺激以激发人体气机，从而达到调节人体机能的作用。"得气"是取效的关键因素之一，古代医家有言："刺之要，气至而有效；效之信，若风之吹云，明乎若见苍天。"形容"得气"之后的效果就像风吹云一样，立竿见影。

热敏灸就是在普通艾灸的基础上，更加强调"得气"的过程。艾灸时，需要先寻找敏感穴位，然后针对性地进行施灸，务必灸出如上所述的"得气"感，因此热敏灸通常需要施治较长时间。

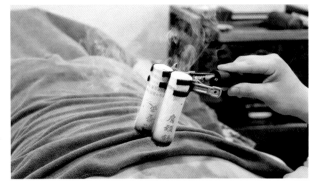

热敏灸

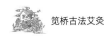
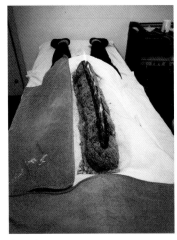
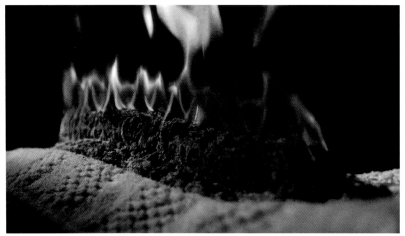

火龙灸

火龙灸

火龙灸，现又称督脉灸，即在背部的督脉和膀胱处进行大面积施灸的一种艾灸疗法。

火龙灸施灸部位大、灸量足，渗透力强，并可结合多种药物作用，因而具有强大的温阳作用。但也正因为需要直接在皮肤上进行大面积施灸燃烧，这会使人体产生很大的痛感，还会留下疤痕，所以火龙灸一般较少使用。历史上，御医们为了避免尊贵的皇亲贵胄承受艾灸之苦，探索发明了一款宫廷火龙灸专用的灸器——"瓦甑"。施治时，御医会使用多个瓦甑在人体背部沿督脉走形排列，并点燃其内摆放的灸条施灸，在烟雾蒸腾之中，其形有如腾云之龙。瓦甑的使用让这种灸法变得舒适安全且疗效显著，据传曾一度被宫廷御医作为养生秘术。新中国成立后，多批医家在整理挖掘古代文献的过程中，发现并将火龙灸复活，后经创新推广，形成现代临床常用的督脉铺灸。

麦粒灸

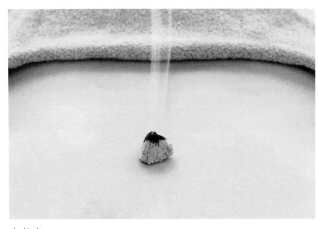

麦粒灸

麦粒灸，是一种以小艾炷直接贴于皮肤进行艾灸的方法，因艾炷小如麦粒而得名。在唐代编撰的《黄帝明堂灸经》中有"炷如小麦大"的描述，这是关于麦粒灸的明确文字记载，指出施灸时灸炷如小麦的特点。

麦粒灸具有定位准确、热力渗透快、操作时间短、刺激量相对集中，并且相较于普通灸法，还具有节省原料、烟雾较少的优点，所以麦粒灸在古代被广泛用于各科疾病。值得一提的是，麦粒灸因能在较短时间产生较大的效果，故而在儿科和急症中的运用多有奇效。

附录：节气与艾灸

"二十四节气"是上古农耕文明的产物，它是先民顺应农时，通过观察天体运行，认知一岁中时令、气候、物候等变化规律所形成的知识体系。"二十四节气"对于后世历书制作影响很大，它是中国传统气象学的核心理论之一，被国际气象学界誉为"中国的第五大发明"。

"二十四节气"作为一种自然现象，无时无刻都在影响着人类社会的方方面面，当然也包括人体自身。中国古人很早就意识到，人要与天地四时变化的节律相一致，否则很容易感染六淫病邪，继而引发恶寒发热等一系列疾病，这正是传统文化中对"天人合一"最基础的理解。张仲景在《金匮要略》中以"雨水"节气为例，列举说明了未至而至、至而不至、至而不去、至而太过这四种与时令不符的反常气候，认为四时节气太过或不及，都会对机体产生相应的影响，导致身体的不适。《黄帝内经》也鲜明地阐述了人体脏腑、气血会随着节气的变化出现周期性盛衰的观点：节气更迭产生春温、夏热、秋凉、冬寒，人体阳气也随之产生升、浮、沉、降的节律；人体脏腑功能活动与自然界四时阴阳消长节律相统一，形成五时应五脏、阴阳消长同步的有机整体。

正是因为节气对人体的重要性，所以传统医学在谈到治病、保健、养生时就绕不开节气。中医认为，在天地人系统中人与天相通的总原则是：同声相应，同气相求；顺则为利，逆则为害。顺应规律做事不仅符合事物的发展方向，同时也能借助自然界的能量，即自然界与人体相同的"气"，从而达到一加一大于二的效果。在这方面，中医的本草汤药、针灸、推拿、导引功法具有极大优势，但作为普通民众，大多不具备专业的汤药知识，也没有专业的针刺、推拿或者功法的技能，于是艾灸便成为了最为适合的选择。

"节气灸"即指选择各节气所对应的人体穴位进行艾灸，利用艾绒燃烧产生的药热之气，对穴位进行温灸，以温壮元阳，激发经络之气，调整人体阴阳，帮助机体顺应自然界的变化，最大限度地调动机体的潜能，以应变环境、抵抗疾病，从而达到保健、调理、养生的目的。"夏养三伏、冬补三九"是传承数千年的中医顺时养生智慧，而"节气灸"不但与"三伏"及"三九"天时相融合，而且还对四季天时做了更为细致的分解。中医认为，节气或四时更替交接之时是对人体影响最大，且疾病的转归与演变表现最突出的时期，所以在中医养生里，"节气灸"占有极为重要的地位。

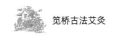

四、安全性分析

艾灸是中医针灸学重要的组成部分，也是传统医学中用于治病防病的一种重要方法。它以传统中医理论为基础，以阴阳五行学说，经络、脏腑理论为指导，通过作用于机体的经络脏腑，起到调和阴阳、平衡五脏、治病祛邪的作用。在实践中，艾灸通过燃烧艾条熏烤穴位来达到理疗身体的目的，对操作者所具备的医学知识要求不高，是一种大众型的养生方法。与针灸相比，艾灸作为一种非侵入性的疗法，它的安全性更高，更注重治未病，倡导从保健养生的角度来调理人体。

当前，艾灸的危险性主要与烫伤和艾烟有关。

烫伤，是由于在施灸过程中，艾灸温度过高、时间过长，导致局部皮肤发红、起水泡，甚至破溃。在过去，为了保健，人们会刻意追求发泡灸，即在艾灸过程中采用忍烫或者加入发泡药物的方法，使局部皮肤产生灸疮（水泡），甚至化脓。古代医家认为，灸疮能对身体产生较长时间的调节作用，宋代名医张杲就曾提出"若要安，三里莫要干"的观点。但是若灸疮较深或反复操作，皮肤表面就会留下瘢痕，从而影响美观，这对于当下很多人来说是较难接受的。因此，如若不刻意追求发泡灸，在操作过程中要注意对施灸温度、时间和距离的控制，避免意外烫伤。

艾烟也可能成为影响艾灸安全性的因素之一。上文曾提到过艾烟的诸多好处，甚至古代医术也有关于艾烟入药的记载，那为什么艾烟又会变成危险因素呢？这是由于当前艾绒的质量良莠不齐，当艾绒的纯度不高，艾条就可能夹杂着过多的艾草茎干等杂质，加上卷制艾条的纸张不求精益，便容易在艾灸时产生不良的艾烟。这样的艾烟往往浓度较高，烟味呛人，灼人泪下，轻者给人以不好的体验，重则会导致空气污染和呼吸系统损伤等。长期在高浓度艾烟环境下的医护人员，可能会因此出现如咽炎、咳嗽等症状。当下，正是因为艾烟的原因，很多人对传统有烟艾灸疗法的接受度不高。但实际上，优良的艾灸产品在燃烧时所产生的适量艾烟，对身体和居家环境都是益处良多的。

同时，由于个体差异的存在，有些患者艾灸后感觉很好，而有些患者则可能有各种反应和副作用出现，常见的不良反应有灸后水疱、失眠、走窜、上火、类过敏、精神反应和排病反应等。

此外，艾灸虽是有效的养生保健方法，但施灸时还应该懂得一些基本常识，否则也可能给身体造成不适，以下为注意事项：

1.艾灸前1小时喝杯温水，艾灸时要缓缓喝温水补充水分，以促进身体排出体内毒素；

2.艾灸时换上舒适的衣服，放松心情，静感艾火穿透之力，避免施灸部位着凉；

3.灸时要及时调整距离，勿忍烫，避免出现皮肤烫伤；

4.灸后注意保暖，半小时内不要用冷水洗手，不要吹冷风，4小时内不要洗澡；

5.灸后0.5—1小时内不要吃寒凉饮料、水果和油腻、辛辣等食物，宜清淡饮食；

6.需要注意施灸频率，一般养生疗法一周2到3次即可，饭后1小时不宜艾灸，经期经量过多慎灸，孕妇禁灸；

7."四过"禁灸，"四过"为：情绪过激、过饥、过饱、过劳；

8.高热、重度感染、严重心脏病、精神病、极度虚弱者禁灸；

9.灸后若出现极大不适或病情加重，请前往医院辨证施治；

10.灸后若有余艾，要用熄灭筒彻底熄灭。

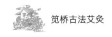

第三节　艾草与民俗

一、艾草与端午

农历五月初五是流行于中国及汉字文化圈诸国的传统文化节日——端午节，它是集拜神祭祖、祈福辟邪、欢庆娱乐和饮食文化为一体的民俗大节。端午节的起源涵盖了古老的星象文化和人文哲学等内容，积淀了深邃丰厚的历史文化内涵，在传承发展中又杂糅了多种地方民俗，使各地因地域文化的不同而呈现形式或细节上的局部差异。在我国，民间普遍存在端午插艾、裹粽子、划龙舟等习俗。

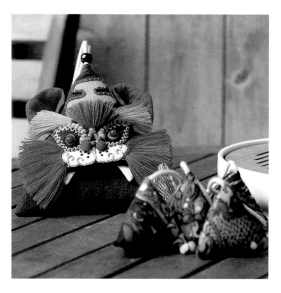

端午节的"午"指炎热的夏天，"端午"便是指一年之中最炎热时期的开端。万物入夏则进入繁盛生长时期，此时毒虫蚊蚋纷纷出动，在卫生条件不好时，常常容易发生疠疫。出于早期对入夏之后自然生态与心理、生理所产生的变化的观察认识，古人认为瘟鬼和五毒等不祥因素都会集中在五月初五这一气候转换较为显著的时期出现。在道教文化里，张天师就是在端午期间为百姓驱魔求安，故有俗谚："五月五日午，天师骑艾虎。赤口上青天，百虫归地府。"

为了表达避邪驱毒、祈求平安的心愿，"端午"这天悬挂艾草成了必不可少的仪式。南朝梁

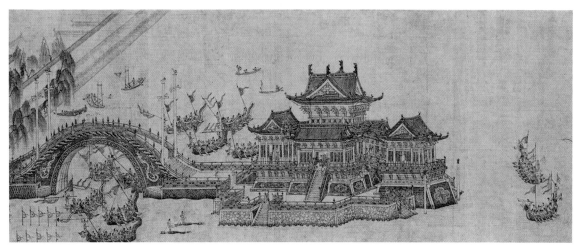

南宋画作《西湖龙舟夺标图卷》

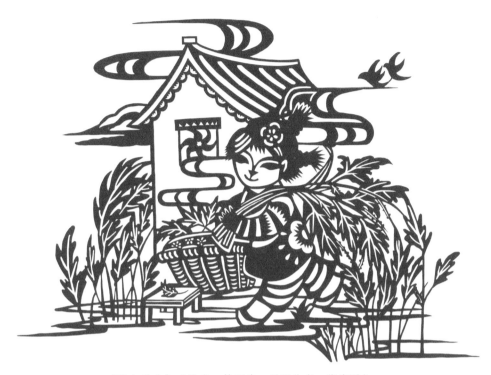

《端午采艾》（作者：桂丽玲，通讯作者：钱海琴）

宗懔在《荆楚岁时记》中便记载有"五月五日……四民并踏百草。今人又有斗百草之戏。采艾以为人，悬门户上，以禳毒气"。[①] 时至今日，我国还流传着"清明插柳，端午插艾"的民谚。除了简单地悬挂艾草，人们还会在这一天将艾草扎作虎形，称为"艾虎"。《荆楚岁时记》载："令人以艾为虎形，或剪彩为小虎，粘艾叶以戴之。"人们认为这样既能驱除环境中的虫蛇，亦能威慑住看不见的鬼邪。

其实，人们于端午期间采艾辟秽，蕴含着古人的生活智慧。五月正值艾草的生长旺季，那一时段的艾草含油量最高，功效最好。在端午这一天，人们去野外郊游踏青，并采集艾草挂于门上，这样既能借艾草的芳香避毒驱虫，又能在艾叶干燥后用于洗浴烟熏，治疗日常的小疾。

2009 年 9 月，端午节被联合国教科文组织列入人类非物质文化遗产代表作名录，端午节成为中国首个入选世界非物质文化遗产的节日。

二、艾草与祭祀

祭祀是一种信仰活动，它源于天地和谐共生的理念。据现代人类学、考古学的研究成果表明，人类最原始的两种信仰包含天地信仰和祖先信仰，它们的产生源于人类早期对自然界以及祖先

---

① 宗懔. 荆楚岁时记 [M]. 宗金龙，校注. 太原：山西人民出版社，1987.

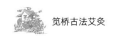

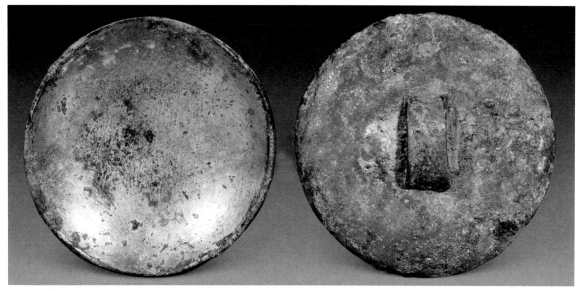

春秋时期的阳燧镜（二面）

的崇拜，由此产生了诸如拜天地、祭神明，祈求风调雨顺，祈祷降福免灾等各种崇拜祭祀活动。祭祀仪式其实是在心理上感悟人神沟通、上下交感的精神境界，实现人神、天地和谐共生的信仰欲念。

　　古人在祭祀中更青睐有香气和烟气的祭品。在火的利用并未普及的远古时代，阳燧作为获取"天火"的器物，被人们推崇为"神器""天镜"，仅被用于祭祀或其他宗教仪式等神圣场合。而艾草恰好是引天火的良品，加之燃烧时散发的芬芳气味和悠悠青烟，成为祭祀的良材便是水到渠成的事了。古人认为艾草的香味就是一种人神沟通的信号，它可以传递人们对神明的敬意，随着烟气的袅袅升腾，人们渴望将信息传达给天神的愿望便能得到视觉呈现。而事实上，焚烧艾草本身就具备驱虫、静心的实际功能，可以让人们在心理和生理上得到抚慰。

　　古代的祭祀仪式大多由巫师主持，巫师往往是掌握包括天文、占卜、医术、数学等

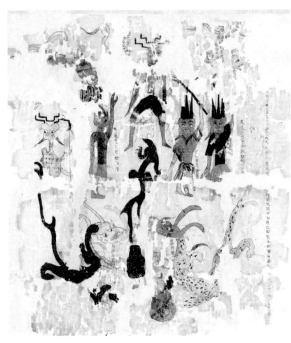

西汉帛画《太一祝图》描绘了巫师主持祭祀的场景（湖南省长沙市马王堆汉墓出土）

多学科知识的智者，在部落中身兼数职，艾草的运用便在巫师手上得以不断拓展。据考证，在殷商以前，艾草就已经作为占卜工具预测凶吉①，如北方地区的萨满就有"蒿草卜"这种运用蒿草秆预测凶吉的占卜术②。人类早期大多由巫师负责治病，艾草作为巫师常用的道具，自然地就与医学联系起来，这也是艾灸形成发展的重要渊源。在这一阶段，使用艾灸的意义，不仅仅具有生理上的治疗效果，更有心理上的慰藉与暗示，即通过这种仪式可以驱赶身上的邪气。

从艾草与祭祀的渊源上我们不难看出，艾草作为祭祀的天选神器，自古就被冠以"招福""禳不祥""辟邪"等神奇的民间信俗功效。直至今天，像"端午插艾"这些民间习俗在我国很多地区仍较流行，这实际就是对远古祭祀的呼应，是一种文化上、心理上的精神传承。

三、艾与古诗画

艾草对大多数中国人来说并不陌生，它是中国劳动人民认识和使用较早的一种植物，人们在日常生活中常常用艾叶治病、烹饪、辟邪等。在长期相伴的过程中，艾逐渐成为人们精神的美好寄托，它的含义也不再仅仅停留在一撮艾草上，更多美好的形象被赋予在"艾"上。当我们翻阅历代经典，可以发现大量关于艾的记载，艾在先贤的心目中有着不可替代的地位。艾在公元前已普遍应用到诗词歌赋之中，借艾抒情，睹物凝思。"艾"可以指代美好漂亮的女子，如《孟子·万章上》："知好色，则慕少艾。""艾"还可以是对老年人的敬称，如西汉桓宽的《盐铁论》："五十以上曰艾老。"

艾，饱含了人们对福气、美好、健康的祈愿。中国古代第一部诗歌总集《诗经》中就出现了艾的身影，描述也极具浪漫主义色彩，如《诗经·王风·采葛》有"彼采艾兮，一日不见，如三岁兮"。这是一首相思恋歌，借艾草表达希望与心爱之人朝夕相守的浓烈情愫，反映出当时民间有以艾草表达相思之情的风俗。艾亦有"保养、护佑、安定"之意，如《诗经·小雅·南山有台》有"乐只君子，保艾尔后"。这是一首颂德祝寿的宴饮诗，意为祝福君子长乐，愿天地保佑子孙后代。又如《诗经·小雅·鸳鸯》有"君子万年，福禄艾之"，表达的是祝福君子万年长寿，

① 高志平. 艾灸源流说 [J]. 北京中医药大学学报，2017，40(1)：16-19.
② 色音. 萨满教与北方少数民族占卜习俗 [J]. 西域研究，2001(2)：9395.

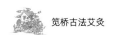

福禄庇佑。战国时期屈原撰写的《离骚》也提到"户服艾以盈要分，谓幽兰其不可佩"，可以想象时人视艾草为祈愿的载体，并以"系满腰间"作为风尚。《汉书》还有"海内艾安，府库充实"，此处表达了治理安定之意。

艾，常与其他意象相映成趣。南朝沈约《休沐寄怀》有曰："艾叶弥南浦，荷花绕北楼。"意指艾叶长满了江畔，荷叶环绕着楼台。诗人借此幽雅闲适之景，抒心境之愉。南宋项安世的《思归二绝句》中也写道："艾叶翻翻白，榴花叠叠红。"描绘了春夏之交艾草和石榴花生长繁茂的景象。唐代杜牧《秋晚怀茅山石涵村舍》有"帘前白艾惊春燕，篱上青桑待晚蚕"，好一幅恬淡的田园风光跃然纸上。通过这些诗句可知，艾草在古时分布极广，是人们日常生活中常见、喜见的植物。

艾，还是端午题材古诗词中的常见素材。南宋文天祥的《端午即事》便是这类诗词中的典型代表，诗中写道："五月五日午，赠我一枝艾。故人不可见，新知万里外。丹心照夙昔，鬓发日已改。我欲从灵均，三湘隔辽海。"文天祥于德祐二年（1276）出使元军被扣，在镇江逃脱后又一度被谣言所诬陷，为了表明心志，他愤然写下这首《端午即事》。该诗表达了作者在端午节思念友人和忧国忧民的豪情，并感慨时光易逝而壮志未酬的惆怅之情。诗中有作者对端午插艾的愉悦之情，也有欢愉背后暗含的一丝无奈，但即使境况不如意，作者内心深处仍然满怀着"丹心照夙昔"的壮志，落脚点最终放在体现忧国忧民的高尚爱国主义情操上。"叶底榴花蹙绛缯，街头初卖苑池冰。世间各自有时节，萧艾着冠称道陵。"南宋诗人陆游的《重午》展现了端午时节榴花盛开，一片明艳照眼的景象，通过对叶底榴花、街头冰块、世间时节、萧艾着冠的描写，反映了时光流转、物事更替的自然规律，表达了对生命和历史变迁的思考，表现出作者对生命和时光的敬畏之情。其《乙卯重五》又向世人呈现了一幅端午民俗活动的画卷："粽包分两髻，艾束着危冠。旧俗方储药，羸躯亦点丹。"百姓在端午时会奉上两头尖粽，作者按习俗也将具有招百福、辟邪秽作用的艾草高插于帽冠之上；人们采草药驱除毒气，诗人自嘲虽已羸老却也随俗祈祷平安健康。元代舒頔在《小重山·端午》中也描写了荆楚之地的端午风俗，蕴含了浓厚的民族风味："碧艾香蒲处处忙。谁家儿共女，庆端阳。细缠五色臂丝长。空惆怅，谁复吊沅湘。"词中将众人在端午期间合家团圆共度佳节的温馨与诗人独自一人的惆怅形成对比，强化了矛盾焦点。众人只道过节的繁忙和欢快，但诗人却不禁想起屈原而心生感伤。在端午节的背景下，诗人在"艾"原本浪漫的基础色彩上，又赋予了它一份民族情怀和民俗气息。

除以上被赋予美好的释意外，"艾"还能表示止、息、绝断之意，如《左传·襄公九年》有"大劳未艾，君子劳心"，又如《左传·昭公元年》有"一世无道，国未艾也"；表示事情正处于蓬勃兴盛期，其发展亦无止境，就叫作"方兴未艾"。"艾"字也可以作收获、诛杀、悔恨讲，如《谷梁传·庄公二十八年》有"一年不艾，而百姓饥"，成语亦有"自怨自艾"。随着历史的变迁和人们思想的不断进步，艾的释意被不断扩大，其意象也不断得到升华。

同一时期，艾灸在治疗人类疾病中所发挥的独特作用也在诗词中被反复认可。《庄子》有"越人熏之以艾"，《春秋外传》有"国君好艾，大夫知艾"等记载。由此可见，艾灸在当时已经成为一种疗法，并在此后逐步确立了其独特的文化地位。

> 病身佛说将何喻，变灭须臾岂不闻。
>
> 莫遣净名知我笑，休将火艾灸浮云。

唐代白居易的一首《罢灸》，表达了他对待人生的态度：云淡风轻，看淡生死和名利。敬佩之余，我们也不难捕捉到，白居易曾用艾灸治疗疾病。他的《枕上作》曰："风疾侵凌临老头，血凝筋滞不调柔……膝冷重装桂布裘。"可见诗人曾有风湿疾患的困扰，且经常感到腿膝冷痛。此时，具有温经通脉、散寒止痛功效的艾灸便自然成为诗人的最佳良药。

在故宫博物院里，收藏着一幅北宋大文豪欧阳修的传世墨宝"灼艾帖"，帖文写道："修启：多日不相见，诚以区区。见发言，曾灼艾，不知体中如何？来日修偶在家，或能见过。此中医者常有，颇非俗工，深可与之论权也。亦有闲事，思相见。不宣。修再拜，学正足下。廿八日。"帖中"见发言"的"发"指欧阳修之子欧阳发，"灼艾"即艾灸。《灼艾帖》讲到欧阳修的长子欧阳发曾经接受过艾灸治疗，而欧阳修不仅认为艾灸是一门

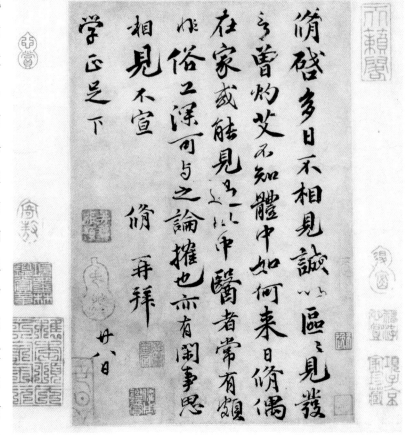

欧阳修《灼艾帖》

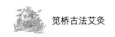

学问，且对精通此道的医者也表示了肯定，认为他们多有大学问，值得探讨。

南宋大诗人陆游与艾灸也有一则趣谈：故事发生在公元1132年的南宋，那一年陆游正好七岁，他的祖母也刚过完六十大寿。但不幸的是，欢乐的气氛还没散尽，祖母便突然身染重病，卧床不起，几日下来都不见起色，全家陷入一片愁绪之中。忽然有一日，听闻陆家门外有人吟唱："病无轻重，一灸立愈；不论贫富，一文不取。"这歌声对于此时正一筹莫展的陆家来说简直有如天籁，家人们赶紧将人请进屋来。但见一清瘦老道，虽其貌不扬，但面色红润、气场沉稳。在细细听了陆家老祖宗的病症，又亲自为老太太切脉后，他缓缓说道："老夫人病得不轻：上焦阻塞，金不鸣而肺不爽；中焦不通，脾土虚而食不化；下焦无力，二便不能自如。实属危症，应以灸灼之。"在获得家人的同意后，老道便熟练地给老太太施了灸。说来也神奇，别的医生都束手无策的病症，到了老道这里，倒都仿佛不是个事儿了。老太太只觉有一股暖暖的气流贯通全身，立即感到神清气爽，一个艾灸疗程刚刚完成，她便能下地行走，开口说话了。当时，陆游的父亲陆宰是山阴（今绍兴）的地方官员，他见母亲病情好转，马上激动地捧出纹银二十两作为酬谢。老道推开银子，笑道："艾叶是我路边田头所采，分文不花，分文不取。"临走，他还留下一副延年益寿的灵丹妙方：每晚临睡前，用艾柱自灸足三里，左右轮灸，皮红为度，天天如此，必有奇效。此后，陆家一应上下人等，不分主仆，均采取睡前艾灸足三里的长寿妙方。果然，老太太活到83岁才仙逝，而陆游虽颠沛一生，也仍然活到86岁，这在"人生七十古来稀"的年代确实算是少有的长寿之家了。陆游后来怀着崇敬的心情，将这件事情记在了他的《老学庵笔记》中，艾灸之功得以流传至今。

另外，南宋还有一位著名的画家李唐，他擅长山水画和人物画，在他流传下来的为数不多的作品中就有一幅作品《炙艾图》，形象地描绘了民间走方郎中（村医）为村民治病的情景。画面中一位村医正坐在小板凳上，神情专注地为病人灸灼背部；而病人袒露上身，张着嘴巴，似乎正在因为疼痛而呼喊。有意思的是，他身侧有两人帮医生固定着病人，且其中一人更是闭上了一只眼睛，生动地表现了他对艾灸又害怕又好奇的心理。这幅图表现的正是古代养生家所推崇的疤痕灸的施治情景，从画面中我们也能明显地感受到被施灸之人的疼痛，正是因为这个原因，当代社会已经几乎看不到这种灸法了。

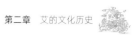

　　品读历史文化碎片，拾捡再现古人生活。艾一直贯穿在历代人民的生活之中，上起达官贵族，下至平民百姓，无一不将这个神奇的植物作为生活保健必不可少的一部分，其应用之广、"粉丝"之多，在传统医药文化中是不多见的。

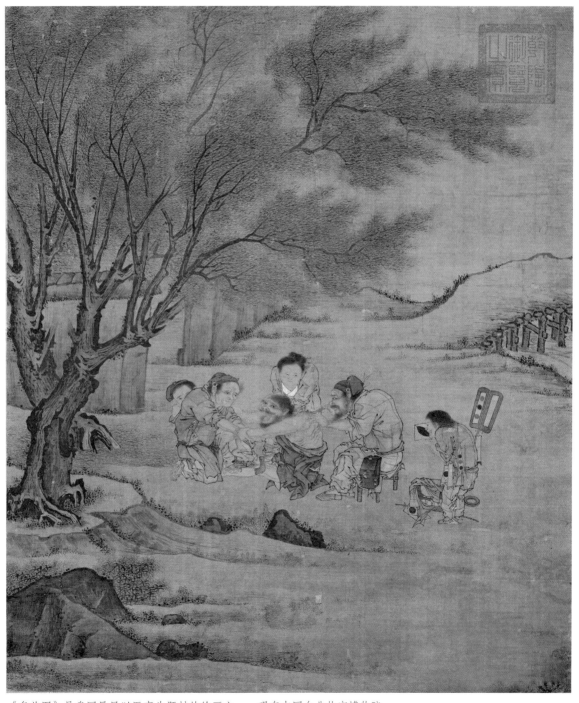

《炙艾图》是我国最早以医事为题材的绘画之一，现存中国台北故宫博物院

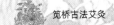

第四节　艾与民间故事

一、艾草"护身符"

唐朝末年，政治腐败，宦官专权，藩镇割据，赋役繁重，致使整个社会千疮百孔，民不聊生。加之连年战事和全国各地爆发的严重自然灾害，大量农民的居住地变成一片废墟，百姓流离失所，阶级矛盾不断激化，各地农民起义此起彼伏，而这其中尤以黄巢起义的规模最大，影响最为深远，加速了唐朝灭亡的步伐。

黄巢起义军的领袖黄巢是众多起义军领袖中的佼佼者，他提出并实践了"均平"的口号，在中国封建社会农民战争史上起到了承前启后的重要作用。他出身盐商家庭，家境富足，又善骑射，粗通笔墨，成年后也曾几次应试进士科，但皆因科举腐败而名落孙山，加上唐后期严厉的盐铁官营制度，使他更加嫉恶如仇。于是他纠集一些有志之士，举起起义的大旗一路拼杀。从此，黄巢的部队所到之处，大家无不闻风色变。正如《秦妇吟》所言："华轩绣毂皆销散，甲第朱门无一半"，"内库烧为锦绣灰，天街踏尽公卿骨"。

但说有一日，黄巢穿着一身洁净的衣服，骑着白马，来到一个小城镇。此时，村里的男女老少都正惊慌地往城外逃，但见人群里有一妇人，背着一个年岁比较大的孩子，而手上却牵着一个年岁较小的孩子。黄巢觉得很是奇怪，便迎着这妇人喊道："你身背大孩领小孩，如此这般哪里走得快，应背小孩领大孩。"妇人艰难地向上提了提背后的孩子，叹了一口气说道："我背的这个孩子今年五岁，是我邻居家的孩子。他的父亲被征召去战区筑墙，不幸被大石块砸死了，他的母亲也因病重快要死了，留下一个孤儿多凄苦。如今她把唯一的孩子托付给我，我理所应当要先照顾好她的孩子。而我手上牵的是我自己的孩子，他有亲娘陪着不要紧！"黄巢听了非常感慨，心想：一个妇人家都可以有此等心胸。于是，他立刻跳下马来，赞美了这位妇人的善心，接着又询问道："你们如此匆忙地往城外跑是为什么呢？"妇人一脸不解地反问："黄巢要来了，难道你不怕吗？"黄巢疑惑地问："他有那么可怕吗？"妇人答："听说他的眉毛一边高一边低，而他的两个鼻孔是朝上的，那不就是青面獠牙的恶魔嘛！"黄巢不怒反笑，向妇人问道："那么请你看看我像不像黄巢？"妇人轻笑着说："你看起来这么斯文有礼，哪里会像他呢？"此时黄巢亮明身份，并拔起地上的一把艾草交到妇人手中，认真地说道："你赶快带着孩子回家去，用红绳绑艾栓在门上，我保你全家可以免灾殃。"妇人依言而行，但她想的不仅是自己的家，她一

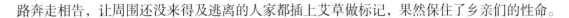

路奔走相告，让周围还没来得及逃离的人家都插上艾草做标记，果然保住了乡亲们的性命。

历史上的黄巢一直以征战勇猛、杀人如麻的形象示人，这个故事倒难得反映了他铁骨柔情的一面。

二、百岁的秘密

相传在日本德川幕府时代，江户有一家非常出名的长寿之家。家中三代人都已年过百岁，最年长的老寿星 174 岁，而后是其妻 173 岁，再是其子 153 岁，其孙 105 岁，且个个精神矍铄，健步如飞。旁人惊讶之余，纷纷向几位老人请教长寿秘诀。老寿星笑着回答说："唯有祖传每月初八三里灸耳，始终不渝，仅此而已。"

在日本的北部地区，因气候寒冷湿润，很多老年人都喜欢艾灸，并将灸足三里穴视作补身长寿之术。当地还流传着一句特别有趣的谚语："勿与不灸足三里之人行旅。"这句话隐藏着两层含义：一是认为不灸足三里的人素质肯定不太高，不能以其为伴；另一层意思是只有坚持灸足三里的人身体才健壮，受得了远行的劳苦。

据史料记载，灸法主要是由我国著名文化使者鉴真大师东渡后传到日本的。早在唐代，"药王"孙思邈在《千金要方》中就首次提出预防疾病的保健灸法，指出"非灸不精，灸足三里"。

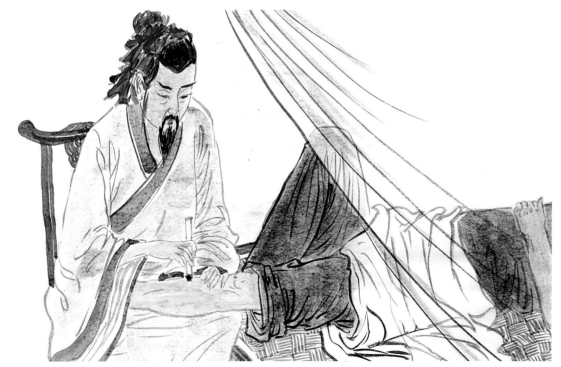

《足三里施灸图》（唐全明绘）

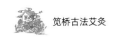
他重视疾病的预防和早期治疗，并将足三里称为"长寿穴"。据传，孙思邈"幼遭风冷，屡造医门，汤药之资罄尽家产"，那么幼时体弱多病的他，又是如何以多病之身享百岁之寿的呢？其中最重要的一点，就是孙思邈非常重视日常养生之法。他年少便立志从医，但人到中年，自己的疾病虽经多方医治仍然无果，因此他不断尝试养生良方。经过深刻的研究和验证，孙思邈证实了艾灸的养生祛病功效，并开始长期使用艾灸为自己调理身体。据说，他经常是"随身带艾草，艾火遍身烧"，且尤其酷爱灸足三里穴。古人认为，常灸足三里并使灸疤延久不愈，可以起到保健延年的功效。

三、气海常温　精神常在

中医有三宝，"一根针、一碗汤、一炷灸"。艾灸疗法为三宝之一。据《旧唐书》记载："公度善摄生，年八十余，步履轻便。或祈其术，曰：'吾初无术，但未尝以元气佐喜怒，气海常温耳！'"书中记录的主人公名叫柳公度，他是著名书法家柳公权的堂兄，擅长养生之道，据说在他八十余岁时，身体依然强健有力。在唐代，人的平均寿命还没有超过四十岁，正如古语云："人生七十古来稀"，七十尚且稀少，而他竟能活到八十余岁，这绝对称得上是高寿了。别人向柳公度请教养生之术，他笑着说："我也没什么秘术，只是喜怒哀乐不过度动元气，并常常保持气海温热而已。"简单点说，就是要让脾胃远离生冷寒凉，保持气海穴温热，不让情绪主宰元气，以达到防病延年的功效。这里所指的"气海穴"位于脐下1.5寸的地方。与之相邻的是关元穴，上面的肚脐处是神阙穴，后背与肚脐位置对应的是命门穴，这几个穴位都是跟人体阳气息息相关的重要穴位。从西医的角度分析，这里是血管最丰富、血流最缓慢的地方，如果受寒，盆腔的血流就会变得更加缓慢，不仅会影响盆腔内的器官功能，还会影响全身血液循环的畅通。这也是为什么仅仅只是艾灸气海穴的柳公度能实现长寿的重要原因，因为他抓住了中医养生的关键：保护阳气。

解码柳公度的长寿秘诀，一是让脾胃远离生冷并保持气海温热，二是不被情绪主宰元气，这是古人留下的两条简单朴实又耳熟能详的养生之道，那么我们今人又能做到几分呢？

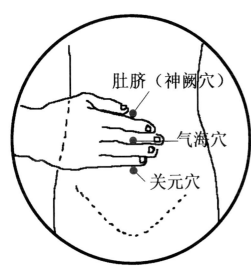

肚脐（神阙穴）

气海穴

关元穴

神阙穴、气海穴、关元穴位置对应图

四、美容大师鲍仙姑

话说中国晋代有位女医，名叫鲍姑，据传她精通灸法，是我国医学史上第一位女灸学家。

鲍姑成长在一个官宦兼道士之家，其父鲍靓官至南海太守，其夫葛洪是东晋著名的道教思想家、医学家、博物学家和炼丹术家。相传，杭州西湖边的葛岭即因葛洪曾在山中结庐修道炼丹而得名，现尚存炼丹台、炼丹井、初阳台等古迹，为古今杭州道教胜地。鲍姑与葛洪志同道合，夫唱妇随，这对神仙眷侣大多时间在罗浮山隐居清修，过着恬淡悠闲的逍遥日子。他们常常一起上山辨药、采药，共同研习炼丹行医之术，在中国古代医学史上留下了一段"医界伉俪，鹣鲽情深"的佳话。

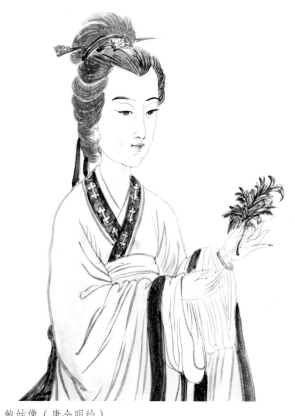

鲍姑像（唐全明绘）

鲍姑一生行医、采药，足迹遍及广州所辖南海郡的番禺、博罗等县。她医德高尚，且擅长灸法，尤精通艾灸法，以善治赘瘤与赘疣等病症而闻名，被百姓尊称为"鲍仙姑"。有书载："每赘疣，灸之一炷，当即愈。不独愈病，且兼获美艳。"传言，她喜爱采用广州越秀山脚下满山遍野生长的红脚艾，制成艾绒后进行灸疗治疾。灸疗不但可做到灸到病除，更能起到美容养颜的效果，也正因为此，后人便把此种艾称为"鲍姑艾"。鲍姑的灸术不仅擅名一时，而且代有传承，直至明清时期，也还有人不畏艰辛乞取"鲍姑艾"。曾有诗赞颂：

越井冈头云作邻，枣花帘子隔嶙峋。

乃翁白石空餐尽，夫婿丹砂不疗贫。

蹩躠莫酬沽酒客，龙钟谁济宿瘤人。

我来乞取三年艾，一灼应回万古春。

《太平广记》有这样一段记载：传说唐贞元年间，世间出了个爱打抱不平的年轻人，名叫崔炜。

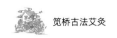

有一天，他在市集上见到一位孤苦零丁的乞丐婆。也许是因为很多天没有吃饭，乞丐婆饿得头昏眼花，走路摇摇晃晃的，也不知怎么回事，竟然不小心撞到了路边正在饮酒的人，打翻了酒水。这可惹恼了那群饮酒的青年，他们气势汹汹地责骂乞丐婆，其中有几个人还借着酒劲想要狠狠地教训她！一旁观看的崔炜非常同情乞丐婆，但是他当时身上半毛钱也没有，于是便脱下自己的衣服来偿还酒钱，帮助乞丐婆解了围。可当崔炜这头刚排解了纷争，转身发现乞丐婆竟然已经不见了。这事要是落在旁人身上，可能会埋怨几句，但生性豁达的崔炜却毫不在意，他拍了拍身上的灰尘就顾自回家了。

这天晚上，崔炜梦见有一条会说人话的青蛇向他道谢："年轻人，我是鲍姑，下午多亏你搭救，真是非常感激，特地送来艾草作为报答。这个艾草妙用无穷，各种赘瘤肿块，只需用此艾灸之，必能药到病除！希望它能帮你达成所愿，娶一房贤妻。"说完，青蛇再拜谢一次，就消失了。崔炜从梦中惊醒，想着梦中的情境，觉得真是不可思议，但是当他伸手触摸床边，竟然真的摸到了一束艾草！

数日后，崔炜见到一个老和尚耳朵上长了赘疣，便拿出梦中所赠的艾草为其治病，果然如青蛇所说，疗效立竿见影。不久，邻县一位姓任的大财主贴出一张告示："愿以女儿的婚姻作为酬谢，只求能者医好小女怪疾。"原来，任大财主的女儿得了一种怪病，头上长了一颗大肿瘤，遍访名医都无法根治。崔炜听到这件事便想起了自己的灵药，他抱着试一试的心态来到任大财主的家。这一次，果然又如青蛇所说，经艾灸施治后，任家小姐不出两日就消肿痊愈了。就这样，崔炜娶到了温柔可人的任家小姐为妻，而艾草促成的这段姻缘也被人们广为传颂。

这段文字虽然明显神化了"鲍姑艾"的功效，但也从侧面反映出民间对鲍姑艾灸术的认可。而去掉美丽的神话背景，或许我们也可以合理地设想，文中的崔炜就是得到了鲍姑艾灸术真传的弟子。

却说另一回，鲍姑在行医采药回归途中，见一位年轻姑娘在河边照容，边照边淌着泪。鲍姑好奇上前探看，也不禁为之一惊。只见姑娘整张脸都长满了黑褐色的赘瘤，样貌十分难看，她也因此被人嫌弃，更难于嫁人，姑娘只能常常顾影自怜。鲍姑问清缘由，立即从药囊中取出红脚艾，搓成艾绒并用火点燃，轻轻地在姑娘脸上慢慢熏灼。不久，姑娘脸上的疙瘩全部脱落，看不到一点疤痕，变成了一个容貌娇美的少女。她视鲍姑为再生父母，千恩万谢，欢喜而去……

鲍姑的传说流传很广，但遗憾的是，鲍姑没有留下传世的著作。后人普遍认为，鲍姑的灸法经验主要记载在葛洪的《肘后备急方》内。因葛洪不擅长灸法，他的精力主要集中于炼丹和养生上,而《肘后备急方》中却收录了大量的灸方,这很可能与擅长灸法的鲍姑有密切的关系。该书记有针灸方和灸方近200条,并较为详明地记录了灸法的作用、疗效、操作方法和注意事项等,大大丰富了中医学的灸法内容,是中国传统医药的宝贵遗产。

五、端午挂艾 驱邪避害

相传古时,湘潭出了一个很能干的人,姓赵名申乔,他爹八十岁那年生下了他。申乔五岁读书,十八岁中举,而后当了湖南巡抚。赵巡抚上任后,清正廉明,为老百姓做了很多好事,被老百姓亲切地称为"赵抚院"。

有一年,长沙岳麓山山洞里的大蟒蛇修炼成精,常常幻化成一个老和尚的形象到长沙街市上化缘。它逢人便说:"如今的岳麓山上搭了一座天桥,凡间的人想要得道成仙,可以走这条捷径,过了桥就能到仙界了!"很多不明真相的老百姓信以为真,结果仙境没去成,却成了蟒蛇的盘中餐。原来,那所谓的天桥就是蟒蛇精伸出的大舌头。

赵抚院听闻此事,决心为民除害,但他日思夜想却苦无良策。一天,有个老者托梦给他,告知若要除去大蟒精,可以用震天神弓和穿云神箭去射瞎蟒蛇的眼睛;若此孽障逃窜到百姓家里作乱,可让每家每户悬挂艾草和菖蒲以免于祸害。赵抚院一觉醒来,惊奇地发现床头果真放着梦里所见的震天神弓和穿云神箭,原来那个老者就是天上的神仙——太白金星。有了神仙托梦,赵抚院信心大增,吃过早饭便带领随从出门了。他们来到岳麓山,果然见到了一座青石板天桥。赵抚院脚穿钉鞋,身背震天神弓,腰佩穿云神箭,毫不犹豫地走上天桥,用劲一踩,"石板桥"软绵绵的。邪不压正,蟒蛇精开始害怕了。这时,赵抚院抬头一看,岳麓山头突然出现一对大灯笼,照得山顶通明透亮。他毫不犹豫拉弓射箭,一盏灯笼灭了,又是一箭,另一盏灯笼也熄灭了,同时,天桥也忽然消失了。赵抚院回府后,回想太白金星梦里传授的方法,立即晓谕长沙城内各家药店:明天如果有一个烂眼和尚前来买眼药,不可把真药卖给他,但可以给他一包雄黄。又通知各家各户:明日起门

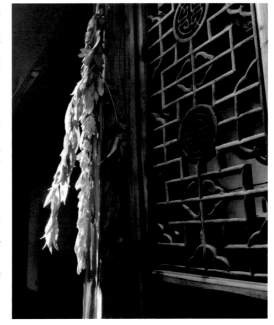

菖蒲和艾草

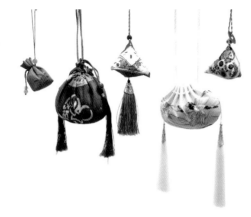

端午香袋（田茵茵供）

口悬挂菖蒲和艾草，水缸里也放些菖蒲根。第二天果然有一个烂眼和尚到药店买眼药，药店老板给了他一包雄黄。烂眼和尚以为得到了眼药，又转身到各家各户去放毒。但各家各户门前悬挂的菖蒲和艾草像把利剑一般光芒四射，照得他连眼睛都睁不开。他又窜到后门，在各家厨房水缸里放毒，幸好泡在水里的菖蒲根把毒液全部化解了。大蟒蛇回到洞穴，用雄黄涂抹烂眼睛，结果不一会儿便全身溃烂而死。

这一天恰逢农历五月初五端午节，街上老百姓奔走相告，齐声称颂赵抚院的功德。有些胆子大的老百姓还赶到岳麓山洞去看大蟒蛇。这条大蟒可真不是一般的大呢！后来，人们从洞里挑出几十担人骨头和妇女佩戴的金银首饰，可见被吃掉的人真是不计其数。从此以后，每逢端午佳节，家家户户门口都会悬挂菖蒲和艾草，还要喝雄黄酒，这成为民间扬正驱邪的端午习俗。

另有传说，古时候每年的四五月，人间就会经历一次大的劫难。那段时间，各种虫害、瘟疫纷纷降临，无数人因此丧生。眼看人类就要灭绝，玉皇大帝赶紧派神仙下凡拯救人类。神仙下凡查访民情时发现，人间的苦难不仅仅是单纯的天灾，有些也是因为人祸而致。因为凡间的人有的是善良的，而有的却是邪恶的，于是神仙就把这一情况向玉皇大帝做了详细的禀告。玉帝听闻后，认为人间追求的应是真善美，救人也应该救那些善良的凡人。于是，他便掏出一个五色香囊，并以苍术、山柰、白芷、菖蒲、藿香、佩兰、川芎、香附、薄荷、香橼、辛夷、艾叶和冰片等中药材填充，顷刻间天地被一股沁人心脾的清香所萦绕。玉帝手持香囊，对着善良的凡人说："每年的五月初五，你们若戴上它，可保虫害和瘟疫不近身。"所有善良的凡人都获得了这个五色香袋，而恶人却因无法逃出天眼的追查，一个香袋都没得到。从那以后，凡间的虫害和瘟疫不再横行，作乱的恶人也逐渐减少，而端午佩戴香袋的习俗就这样代代传承下来。

六、李时珍与艾

李时珍是大家耳熟能详的一位明代医药学家、博物学家，由他撰写的典籍《本草纲目》是当时世界上最系统、最完整、最科学的一部医药学著作。这本书不仅为中国药物学的发展做出了重大贡献，而且对世界医药学、植物学、动物学、矿物学、化学的发展也产生了深远的影响，被誉为"东方医药巨典"，李时珍也因此成为中国医药界的一盏明灯。

李时珍生长在一个医学世家，其祖父是草药医生，其父李言闻是当时的名医，曾任太医院史目。李言闻毕生主要研究两种中药，一个是人参，另一个就是艾草。和历代很多医药学家一样，他尤其偏爱艾草，并在研究完艾草后编写了一本专著《蕲艾传》。后来他又研究了人参，并把这两种中药做了详细比较，最后得出结论：艾有参之功，参却无艾朴实之德。意思就是说，艾草有人参回阳救逆、补气补血、升阳举陷的作用，而人参没有艾草普惠天下的美德，赞美了艾草简、便、验、廉的功效。

还在李时珍的少年时代，李言闻就常常带着两个儿子上山采药，也时常把他们带到自己充当诊所的道士庙。他一面行医，一面教子读书，还不时让孩子们帮助誊抄药方。李时珍从小耳

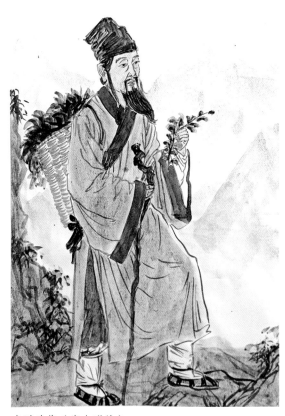

李时珍像（唐全明绘）

濡目染，对行医的知识技能越来越熟练，兴致也越来越浓，常常偷空就会翻看父亲的医书，读得津津有味，《尔雅》中的《释草》《释木》《释鸟》《释兽》等篇，他都能倒背如流。

一天，李言闻应病家之邀，带着长子出诊去了，道士庙中就只剩下李时珍一人。过了一会儿，庙中来了两位病人，一个是火眼肿痛，一个是暴泻不止。李时珍思索半晌，告知对方父亲要到晚上才能回来，如果实在等不及，可以由他先给开个方子试试，那腹泻的急病之人马上就同意了。于是，李时珍果断开方取药，并把病人送出了门。李言闻回到家后，发现了小儿子开的药方，心一下子便提到了嗓子眼儿。他赶紧详细询问了病人的症状，李时珍都能有条不紊地一一作答。李言闻一边听，一边不住地点头。他这才知道，儿子不仅读了不少医书，还能在治病的实践中加以运用，对症下药，确实是块当大夫的好料，心中不觉惊喜交加。兄长李果珍在旁边听着弟弟大谈药性，内心十分羡慕，暗自下定决心也要干件漂亮事，让父亲看看谁的医术更高明。

事有凑巧，没过几天，又有两个痢疾病人前来就诊，而那天正好只有果珍一人在诊所。他一见病人症状和弟弟说过的病情几乎一模一样，便不假思索，依照弟弟的方子做了处理。不料，第二天一早，病人就找上门来，说自己服药后病情加重，要李言闻看看是怎么回事。果珍在一

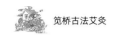

旁不敢有所隐瞒，只好如实相告。李言闻一听就连呼"错矣"，见果珍还不服气，他便认真教导儿子说，有的病症看上去差不多，但实质却完全不同。接着，他耐心地把那天李时珍为什么要以艾草为主药，而今日两个病人却应该以黄连为主药的道理讲了一遍，把李果珍说得心服口服。

李父虽深知儿子李时珍有医学天赋，但当时民间医生地位低下，生活较为艰苦，其父便不愿李时珍再学医药，坚持让他参加科举考试。但李时珍并不热衷于科举，他14岁中秀才，其后曾三次赴考，均不第，之后便决心弃儒学医。23岁时，他正式随父学医，医名日盛。嘉靖三十一年（1552），李时珍着手编写《本草纲目》，因编著时间长，规模庞大，乃父乃子及弟子均参与编写，次子建元为书绘图，《本草纲目》可谓是以李时珍为主的一本家族集体著作。李时珍倾毕生之精力，集祖孙三代之学术大成，承撰大明王朝之药典，终成一代"药圣"。

据《本草纲目》记载，艾以叶入药，性温、味苦、无毒，纯阳之性，通十二经，具回阳、理气血、逐湿寒、止血安胎等功效。2011年5月，中国中医科学院藏金陵版《本草纲目》入选世界记忆遗产名录。

七、艾烟善寻水源

俗话说，"兵马未动，粮草先行"。在古代，行军打仗所需的粮食跟水源问题直接影响着军心的稳定。行军的粮食固然可以随身携带，但水却不易搬运，那么部队用水该如何解决呢？

就地解决是最经济省事的办法，因此，在行军线路上就近寻找补给水源就成了保证部队战斗力的一项重要工作。古人在长期的实践摸索中，逐渐找到了一些便捷有效的寻水方法，其中一种神奇的方法就是通过艾烟寻找水源。

艾是菊科蒿属多年生草本或略成半灌木状的植物，植株有浓烈香气，并具有旺盛的生命力，因而自然分布广泛，几乎遍及中国各地，国外如俄罗斯、蒙古、朝鲜、日本等地也均有分布，其大多生于低海拔至中海拔地区的荒地、路旁、河边及山坡等地。部队为了在干旱缺水的野外快速找到补给水源，往往会先沿途收集艾草，然后在空地上将艾草聚堆，再用火点燃，接着派士兵在方圆5千米内寻找冒艾烟的地方，一般在那下面准有地下水。

古人认为，艾烟本身具有向下、向水的特性，因此艾草燃烧后产生的艾烟是可以向大地渗透的。艾烟能够沿着土壤岩石的缝隙向下渗透，直到寻找到水源的位置。一般天然水源聚集处周边的地下裂口会明显变多变大，这时艾烟便会通过裂口处从地下冒出来，士兵就可以通过这

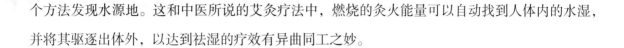

个方法发现水源地。这和中医所说的艾灸疗法中，燃烧的灸火能量可以自动找到人体内的水湿，并将其驱逐出体外，以达到祛湿的疗效有异曲同工之妙。

八、小小艾草立大功

相传，上古时代，在舜所管辖的部落中，有一个非常厉害的巫师掌管着整个部落的祭祀和医疗。因为他对草药和灸法十分精通，因此这个部落也得到了神灵的庇佑。部落里所有的战士都身强体健，勇猛无畏，因为哪怕受伤了，巫师也能通过灸疗等医治手段让他们恢复如初。据说，此巫师手里就有一本关于艾灸的传世之书，相传这本书还是"女娲补天"时遗落在人间的。

时间来到3000多年前的历史重要转折点，以周武王领导的周部落为主的联军起兵反商，史称武王伐纣。据说当时正值三伏天，战事在高温的炙烤下显得尤为激烈，而武王部下的大批军士却不幸感染痢疾，死伤者不计其数。无奈之下，武王只好停止行军，扎营山野。可山野里有很多蚊虫，士兵们不堪其扰，只好通过大量焚烧一种无名的野草来驱赶虫蚁。

武王的身边有一位名医，姓萧名艾。此公夜以继日奔波于军营内外，指挥军士采药熬汤医救痢疾患者。也许是因为与病患的长期接触和多日来的劳顿，最终萧艾自己也染病了，泻痢多日后卧倒于营帐之内。见此状况，武王和姜子牙等众将领都心急如焚。萧艾见大家慌张，又念及各营将士病情危急，便咬紧牙关带病出诊。他在情急之下，未穿好衣裳和鞋袜就下榻出帐，谁知竟因脚底虚软而不小心踩在了正在燃烧的驱蚊野草堆上，顿时一阵钻心之痛从脚底传来。萧艾急忙收脚，却又不慎被自己绊到，仰面朝天翻倒在火堆上。一番折腾后，他才好不容易忍痛爬起来，顾不得自身的烧伤，匆匆穿上衣物就奔向病区。

待查看了一阵子病区后，萧艾渐渐觉得自己身子轻盈起来，肚子不痛了，肠子也不鸣了。他感到非常奇怪，自己明明还没服过药，大病怎么会不治而愈呢？他百思不得其解，便只好先回到帐内检查自己的烧伤情况。只见自己足部烫起了3个大泡，小腿前外侧1个泡，上腹部也有3个泡，骶部和背部还各有1个泡。目睹如此伤痕累累，旁人也许只会自怨自艾，但萧艾是医生，他的职业敏感性让他突发奇想：这会不会就是一种绝妙的疗法呢？于是，他暗暗记下被烫的位置，然后奔走各营，用点燃的无名野草灼烧病人相应的身体部位。起先，得病将士见萧艾

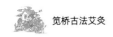

行为怪异，以为他病急乱投医，胆小的几个纷纷逃避。但过了一夜，奇迹便出现了，凡被萧艾烫伤了皮肤的病号都明显有了好转。于是，全军上下如法炮制，你烧我、我灼你，相互帮助实施灸疗。不出三日，全体将士病愈，军心大振。武王大喜道："萧艾拯救全军，功莫大焉。"萧艾谦逊地回答道："王，非萧艾之功，实野草之力也。"武王沉思片刻，朗声宣告全军："野草本无名，今以萧艾之名，赐艾蒿名之。"

后来，萧艾遵照武王旨意，随军又做了大量的艾灸试验。举凡军士患病，他便先以艾火灼之，久而久之，终于发现艾灸可治百病，且见效奇快，但必须要找准相应的穴位。萧艾去世后，其子萧蕲得其真传，将萧家的穴位图和释文当做传家宝代代传承，一直传到汉相萧何手中……

几千年后的今天，艾灸技艺早已传遍九州，并作为我国医药类优秀传统文化的重要组成部分，与时代同步前行。

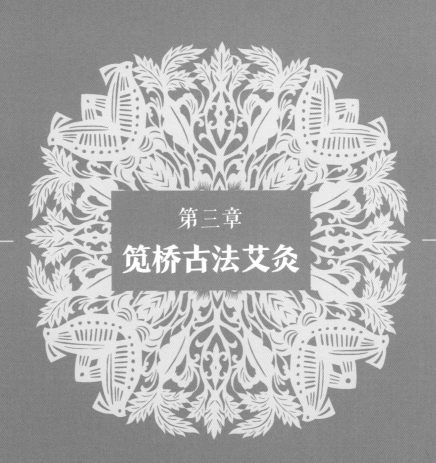

第三章

笕桥古法艾灸

第一节　笕桥古法艾灸的历史

一、概况

笕桥古法艾灸源远流长，自南宋时期已在民间广泛流传。它精选"南药北艾"，尊古法技艺手工卷制专用大灸条，具有火力持久柔和，药性均匀绵长，热能渗透力强的特点。它以扶阳灸、驻世灸、调神灸、痿躄灸、通体灸五大主要灸法为核心，根据不同施治要领，起到平衡阴阳、改善体质、预防保健、延年益寿的作用，是具有杭州地域特色的传统艾灸疗法。

宋代，灸法得到极大发展，适用范围也更为广泛。据《宋史·太祖本纪》记载："太宗尝病呃，帝往视之，亲为灼艾。"可见，北宋时艾灸已为宫廷常用疗法。靖康二年（1127），赵构从河北辗转南下至南京应天府（今河南商丘），即位为宋高宗，改元建炎，南宋建立。之后，宋高宗一路从淮河、长江到达杭州。绍兴元年（1131），升杭州为临安府；绍兴八年（1138），正式定都临安（今杭州），称"行在"。相传，宋高宗赵构因仓惶南渡，一路颠沛，又不适南方阴湿，刚至杭州便积郁成疾，随行太医均束手无策，便向民间求治良方。曾有杭地民间医士采道地药材，

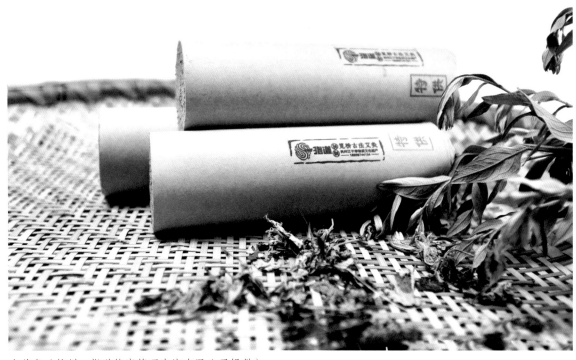

大艾条（杭州一指道健康管理咨询有限公司提供）

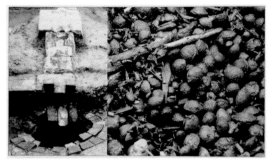

1966年，杭州市上城区惠民路发现南宋制药遗址（杭州市文物考古所资料）

与艾草相和，献上状若臂腕的大艾条五根，灸治月余而疾缓，百日而病消，宋高宗大喜，从此"五根大艾条"便在笕桥广为流传。

笕桥历来是中药材之乡。这里气候温润，略带碱性的土壤日干夜潮，非常适宜药材的生长。自宋以来的志书中，如南宋《咸淳临安志》、《梦粱录》和《杭州府志》等对当地药材均有记载。《咸淳临安志》载："茧桥药品之专著者牛膝、千金草、蛇床子……"民国《杭州玉皇山志》又谓："吾杭药物，素推笕桥十八样。所谓地道药材，他方无以尚也。"历史上的"茧桥"即今杭州市上城区笕桥，根据史料记载，"笕十八"在宋代就被列入岁贡药品之列，直至民国时期，笕桥一带仍是浙江主要的道地药材产区。

笕桥古法艾灸所制艾条的首要特色就是在配方中加入"南药"，即精选笕桥道地药材"笕十八"进行浸泡，使药力渗入艾秆嫩茎之中；其二是艾草原料采自医圣张仲景的家乡河南南阳，即"北艾"，且要求于端午前三日再行采摘，并遵循陈放三年的原则；其三是艾绒制作过程经"分摘、煮药、浸艾、启晒、捣绒"等古法技艺，以传统艾条纸包裹艾绒，并手工卷制紧实，再用蛋清液黏合纸缝。古法所制艾条在燃烧时热能充足、灸感强烈、功效强劲，且耐烧省材，因此其药效为普通艾条所不及。

值得一提的是，笕桥古法艾灸不仅注重制作技艺的传承，同时还关注精神层面的继承，在制作艾条之前，每每需要进行诵念《百字铭》的一套仪式。站在当代视角解读，在接触药草前的这一番净手和念诵铭文的操作，倒是颇有几分通过激发制作者的潜意识，以达到肃穆虔诚的目的。

笕桥古法艾灸在施灸时，依据受灸者的症状及体质辨证施灸。一般采用坐姿，选

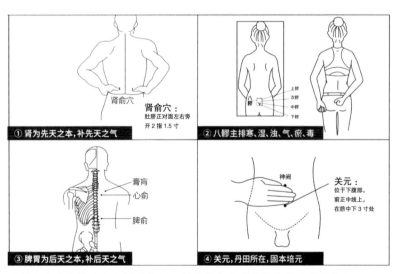

笕桥古法艾灸施灸穴位图（杭州一指道健康管理咨询有限公司提供）

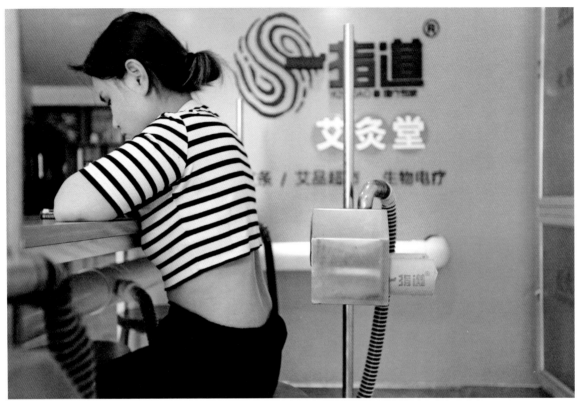

笕桥古法艾灸施治现场（杭州一指道健康管理咨询有限公司提供）

取相应的大艾条两根，放置于专用灸具上，同步点燃施灸，可取左右对灸、上下合灸、定点回旋大火灸、温和灸、回旋灸和雀啄灸，可多穴位、多经络、多区域艾灸。施灸一次耗时约1小时。穴位考究，灸时要求灸量充足。以扶阳灸为例，依祖传"四部灸法"，即对肾区（肾俞穴所在区域）、八髎区（八髎穴所在区域）、脾胃区（脾、胃俞穴所在区域）、关元区（关元穴所在区域）进行施治，并随证适时加减穴位。在笕桥古法艾灸诊疗理论中，肾区为先天之本，脾胃区是后天之本，通过有步骤地对相应穴位进行施灸，可以使阳气在先天区和后天区之间流动，从而在周身形成一个完整的循环，排除体内风、寒、湿、浊、瘀、毒之邪，固本培元，达到调理体质、调和阴阳的目的。该灸法可有效增强受灸者的免疫力，具有"治未病"和"治已病"的医疗保健价值。

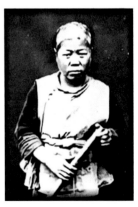

笕桥古法艾灸历经岁月磨砺，至当代，在传承人陈红娟女士一脉的坚守下，以生产性保护的方式得到传承、弘扬和活化利用，以下为笕桥古法艾灸的传承谱系。

第一代：张玲玲（女，1886.11—1939.8），杭州笕桥人，一生躬耕"笕十八"药材，曾受当地土医生传授艾条制作技艺和艾灸法，此后家族代

第一代传承人——张玲玲（杭州一指道健康管理咨询有限公司提供）

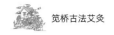

代传承。

第二代:张桂香(女,1907.4—1982.2),张玲玲之女,日常以草药煎汤口服方式和"五根大艾条"给百姓治病,是当地有名的"土医生",掌握"五根大艾条"配方,精通制作技艺及扶阳固本"四部灸法"的辨证施治要领。

第三代:胡芝凤(女,1950.5—),张桂香之女,掌握"五根大艾条"的配方和制作技术要领。

第四代:陈红娟(女,1970.1—),胡芝凤之女,代表性传承人,中医(专长)执业医师,中国民间中医医药研究开发协会特种灸法研究专业委员会委员。自幼在外婆和母亲身边长大,从小耳濡目染研习灸法,掌握"五根大艾条"的配方,精通制作技艺、五种灸法的操作技术及辨证施治要领,并在传承古法艾灸制作技艺和扶阳固本"四部灸法"的基础上,创造性地复活帝王灸、贵妃灸和脐灸等特定灸法,拓展了灸法的实践。陈红娟创办"一指道"艾灸堂,目前有长期亲授弟子4人,并通过开办培训班培养合格学员上万人。

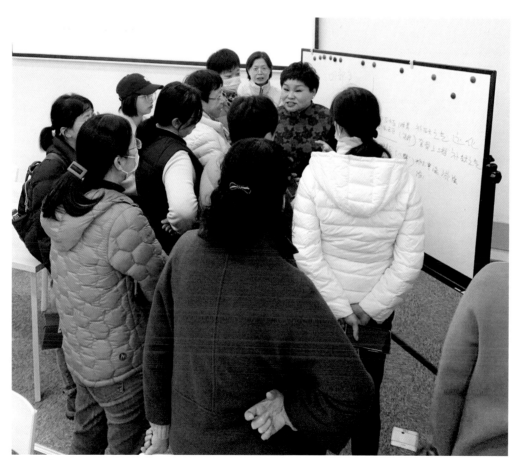

陈红娟在笕桥古法艾灸培训班上授课(杭州一指道健康管理咨询有限公司提供)

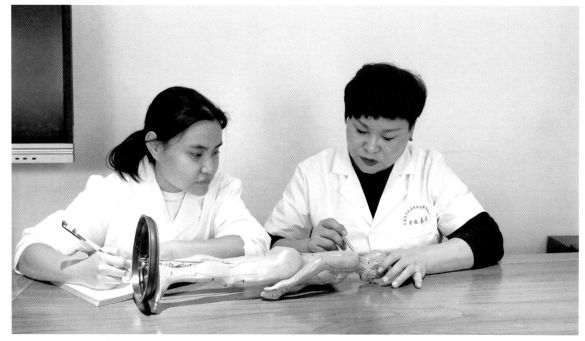

代表性传承人陈红娟向女儿邬诗敏亲授笕桥古法艾灸施治要领（杭州一指道健康管理咨询有限公司提供）

第五代：邬诗敏（女，1995.6—），陈红娟之女，高级艾灸师，长期跟随母亲学习笕桥古法艾灸，现为笕桥古法艾灸责任保护单位——杭州一指道健康管理咨询有限公司总经理。另有第五代传承人范磊、邹晓初、曾祥鹏等。

2019年，笕桥古法艾灸被列入杭州市江干区（现上城区）非物质文化遗产传统医药类代表性项目名录。2020年，陈红娟女士被认定为江干区（现上城区）非物质文化遗产笕桥古法艾灸项目代表性传承人。

附录：扶阳固本灸

"扶阳固本灸"为杭州市江干区（现上城区）非物质文化遗产"笕桥古法艾灸"第一阶段的核心产品。结合秘制艾条、特色灸法、专利灸具，三位一体，打造力宏效显、操作简便、普适大众的艾灸保健产品，适用于调理各类"未病"及"已病"，助力恢复机体良性气血循环，扶养固本、通调周身、平衡阴阳、改善体质、延年益寿。

（一）祖传秘制灸条

该非遗项目代表性传承人陈红娟女士精选"南药北艾"，用南阳陈艾，辅以笕双白、土鳖虫等"笕十八"药材，按古法"分摘、煮药、浸艾、启晒、捣绒"等技艺制艾，手工压制成扶阳固本灸条。

艾条规格：直径70毫米，长230毫米

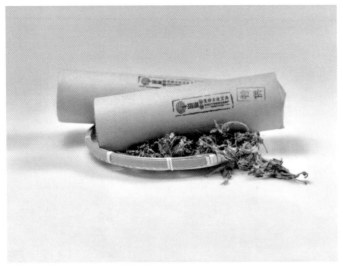 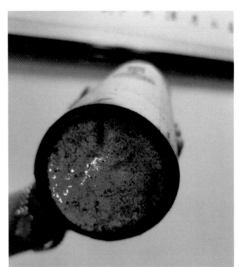

笕桥古法艾灸的秘制大艾条（杭州一指道健康管理咨询有限公司提供） 燃烧的艾条（杭州一指道健康管理咨询有限公司提供）

艾条重量：500克

燃烧时间：≥720分钟

艾条卷纸：艾条专用纸（1毫米厚牛皮纸）

制作工艺：纯手工制作、石臼打绒、手工压制

艾条特点：手工精制、配方纯正、火力柔和、不伤肌肤。与普通艾条相比，热能更足、渗透力更强、灸效更显著；燃烧后，艾烟纯净无污染，是普通艾条之所不及。

（二）扶阳固本灸法

扶阳固本灸法的核心传承技术，即"先天、排毒、后天、固本"四部灸法，易学、普适、有效。

1. 基本操作

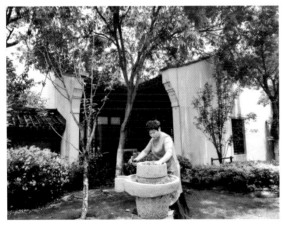

秘制艾条制作过程（杭州一指道健康管理咨询有限公司提供）

首先，了解四个部位的定位，分别是：肾区（先天区）、八髎区（排毒区）、脾胃区（后天区）、关元区（固本区）；然后，依次施灸，顺序不可乱。

施灸时间：首次每区5—10分钟，稳定后每区15分钟，依次施灸，总共60分钟，一天一次，可根据情况增加次数，一天最多4次，每次间隔4小时。从人体代谢规律来看，对于一些慢性疾病，一定要坚持1周至3周，方可见到疗效；3个月之后，可改善体质；之后愈灸，则延年益寿，生命力旺盛。

注意事项：施灸时，持续小口饮用60℃左右的水，多出汗，多排尿；灸后，一定要保暖，多喝温水，清淡饮食，舒畅情志。

2.定位方法（略，详情咨询专业医师）

二、渊源初探

南宋至今800余年，笕桥古法艾灸通过口传心授代代传承，是名副其实的非物质文化遗产。但从现存的史料看，其缘起和发展尚缺少足够的文字佐证，本书通过传承人口述摘录和祖上遗留的部分实物资料对艾灸渊源进行初步分析。

口述人一：传承人张桂香（1907—1982），项目代表性传承人陈红娟的外婆。以下是她生前讲述的一则传说。

宋高宗从北方一路南下至杭州后，因不适应南方气候湿冷，日久生疾。当时皇帝试了许多方药，但效果均不佳，考虑到御医大多是北方人，擅长运用适用于北地的方药，于是便有人提出应入乡随俗，尝试使用南医南药。官府当时向民间求医问药，正好笕桥一带就以出产岁贡药材出名，有一个当地医士便推荐使用艾灸。其实那时候，艾灸在南北方都有广泛的运用，但此人的艾灸有个独特门道，他做的艾条不仅仅使用艾草，还添加了南方的中草药，疗效自然与众不同。这天，笕桥医士像往常一样，将"南药北艾"相合制成艾条后，便准备送去皇宫。但新的困扰又来了：医士本人没有资格进宫。众所周知，艾灸一般见效都不快，皇帝日理万机，如果不能坚持使用，那疗效将大打折扣。如此一来，

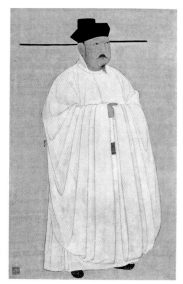

宋高宗像

那医士岂不是很有可能被问罪？他连连喊糟，左思右想之下，凭借自己多年的行医经验，决定大胆改进艾条，以便提升疗效。新做的艾条确实不同寻常，从外观上看有如人的手臂那么粗，内里也通过改进配方，让火头更为柔和，不致伤及皮肤。他根据疗程判断，巧妙地配制了5根艾条，每根保证可以使用20余天，并分别以"金木水火土"命名，希望这样能使皇帝五行相顾、阴阳平衡，坚持使用一百天。果不其然，皇帝灸治月余疾缓，百日病消。

口述人二：传承人胡芝凤（1950—），项目代表性传承人陈红娟的母亲。以下是她口述的一

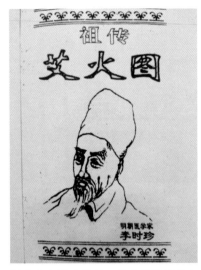

祖传灸火图（杭州一指道健康管理咨询有限公司提供）

段亲身经历。

我家有个特别的布包，藏了有些年头了，据说是新中国成立前一位姓陈的游医留下的。他不是我们村子里的人，我也从没见过他，他走的时候我还没出生。听我妈妈说，他的理想是做一名军医，可他祖上最厉害的本事是帮女人治病，所以部队总是不要他。我外婆过去生过一场大病，就是靠陈医生治好的，算是有救命之恩了，两家自此后也就常常相互走动。

那时候，我们村子里常有药商和"铃医"来来往往，我家也种了些中草药，平时家里都会做些艾条，有时卖了换钱，有时也帮人施灸。这是老百姓最简单低廉的治疗方式，也谈不上什么祖传秘方，村里人人都会一些。我记得在我小的时候，我们家就已经有大艾条，有很长一段时间，来我们家施灸的人很多，但也有无人问津的时候，甚至一度连艾条都没人做了。

记忆里，我妈妈并没有明确说过笕桥古法艾灸是陈医生传给她的，但陈医生曾经确实这么说过："笕桥的中药以前是皇帝用的，我祖上就是南宋皇宫里的御医，据宫里传言，北方的艾草用笕药浸泡后会变得更好。"当年，陈医生来托付给我妈那个布包的时候是急急忙忙的，说他要跟部队去打两个月仗，最多半年就会回来取。但一直到我长大，也没见他来过。关于布包里的东西，我已经记不起来了，但我知道，我妈心里一直放不下这桩事，老觉得欠了陈医生。有意思的是，后来我到了婚嫁年龄，正好认识了一个姓陈的小伙子。我妈当时就很高兴，极力要撮合我们，后来他就成了我家老头。我知道因为他姓陈，所以在我妈那加了不少分。

口述人三：陈红娟（1970.1—），项目代表性传承人。以下是她口述的一段亲身经历。

我小时候是见过那个旧布包的，里面是"几本破书和一把破扇子"。书大概有七八本，其中两本是手抄的；扇子为葫芦状，应该是草编的，部分边框有点硬，有些位置也断了，用残破的布片缝合在上面。外婆一直很宝贝这个布包，后来我曾经留着这个布包有一段时间。工作后，刚好碰上一次演出布景急需用到老布包，我就大方地借了出去，后来又怕人家说我太小气，就没好意思主动要回来。拖得时间一久，里面的书籍就分散了，非常的可惜。记得布包里最厚的是一本像字典的手抄本，里面的字很漂亮，我就想着用它来临摹练字，所以一直到成家后还留在身边，但搬了几次家后，就怎么都找不到了。目前家里还留着的是《扁鹊心书》和《祖传艾火图》，灸法是外婆手写的几页纸，原本是夹在最厚的那本书里的。幸亏我那会做过美容业，曾经用过上面的穴位，当时就拿出来复印另存了，现在留下的也是那几张复印件。另外，外婆从小还教过我《百字铭》，至今未忘。

分析一：关于"木扇陈"与笕桥古法艾灸的渊源

根据布包里有一把葫芦状的扇子和当年留下布包的游医"最厉害的本事是帮女人治病"的记忆碎片，再结合相关史料可初步推断，这把扇子的主人很有可能是南宋"翰林院金紫良医"陈沂的后裔。

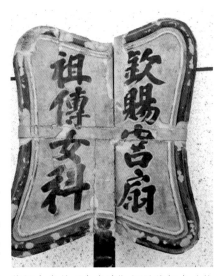

传闻木扇是"木扇陈"门派的标志（杭州一指道健康管理咨询有限公司提供）

陈沂为木扇陈氏之祖，字素庵，生于汴梁，长于临安（今杭州）。据民国《海宁州志稿》记载，建炎元年（1127），宋高宗赵构南渡后，宠妃吴氏（即后来的吴皇后）突然得了危疾，当地的名医均束手无策，唯独陈沂一帖药方力挽狂澜。皇帝大喜，赐宫扇一把，拿着这把扇子，他便可随时奉诏出入宫禁，"金衙阗侍皆不得阻"。后来，陈沂负责管理全国的医生，是南宋行政级别最高的医疗官员，"仕至翰林院，敕授翰林院金紫良医，督学内外医僚"。陈沂后代以医为业者，名人辈出。据民国《杭州府志》载："……皆以扇表其门，日久扇敝。元至正间（1341—1368），玄孙仲常遂因其扇而刻以木，自是人以木扇陈呼之。"此处记录了皇帝御赐的宫扇较难保存，陈沂后人就按照宫扇的形状，用红木制作了一把木扇，行医时以表其门派，后人便以"陈木扇"或"木扇陈"来称呼他们。

这段历史记载与陈红娟外婆口述的故事似乎有不少出入：其中救妃子变成了救皇帝，当地名医束手无策变成了宫廷太医们束手无策，"名门之后"变成了"民间游医"，一剂方药变成了五根大艾……或许这些只是"翰林院金紫良医"陈沂记录下来的发生在高宗皇帝身上的"病案"之一，又或许这些只是供人茶余饭后闲聊的一段民间传说，但"笕桥古法艾灸"与南宋宫廷的关系，因为有了岁贡药品"笕十八"的存在，似乎也有一定的合理性。

分析二：关于"笕十八"与笕桥古法艾灸的渊源

根据代表性传承人陈红娟的母亲胡芝凤口述，当年那个旧布包的主人曾说过，笕桥的中药以前是皇宫用的，他祖上就是南宋皇宫里的御医，且透露宫里一直有用笕药浸泡艾草的做法，据说这样会使北方艾草的药效变得更好。那么此处所指笕药是否为笕桥出产，笕药在历史上又

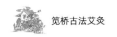

究竟有什么样的地位呢?

"笕十八"曾经是杭州地区所产药材的招牌。千百年来,它被历代医家誉为"道地药材"而遍销天南地北,进入寻常百姓之家;又被作为贡品而送进官府衙门,从而登上帝王殿堂。

据史料记载,笕桥中草药的种植早在南宋之前就已经风生水起。汉代张仲景的《伤寒杂病论》中有 58 处用到"杭八味",分别是白术、白芍、浙贝母、杭白菊、延胡索、玄参、麦冬、温郁金。这些杭药在笕桥都能找到。

"笕十八"药材多见于宋后的文献中,如《梦粱录》《咸淳临安志》《杭州玉皇山志》《杭州府志》等对其均有记载。至清代初期,杭州仍是浙江省产药最多的地区,笕桥、彭埠、九堡和乔司一带出产的荆芥、薄荷、玄参、麦冬、菊花、白芷、紫苏等药材数十种,品种纯良,至民国初年最著名的共有 18 种,并大量对外出口。另据民国十八年(1929)《工商半月刊》第 20 期《笕药之调查》记载:"笕桥居杭城东北,距城约十里,沪杭甬铁路横贯其中,杭海汽车道环绕于外,交通便利,居民业农,农产丰富,可称首屈一指。土壤适宜种药者,最著名凡十八种。乡老传言,仙人过笕,其囊裂,药坠而遗种,故其药特效。是言虽怪诞不经,然足以证其品之纯良。其毗连临平、乔司两镇亦产药材,而不及笕桥之丰,故成名笕药。十八名药中计植物十四、动物二,冬瓜(冬瓜皮、冬瓜子)、莱菔(萝卜子、地枯蒌)各分为二,故号十八。今列之于后:玄参、麦门冬、地黄、薄荷、草决明、千金子、白芷、白芥子、荆芥、牛蒡子、冬瓜皮、冬瓜子、萝卜子、地枯蒌、黄麻子、泽兰、地鳖虫、僵蚕。笕桥的玫瑰花、浙贝母,品质殊佳,为笕药中后起之秀,但未列入十八名药之列。"

以上历代文献资料显示,笕药即主要指产于杭州笕桥一带的药品。早在汉代,杭州地区所产药材便已得到著名医家的认可,而根据北宋《太平寰宇记》的记录,笕药作为杭药的代表,在当时已成岁贡之品。由此推断,旧布包的主人曾透露"笕桥的中药以前是皇宫用的"这一说法是成立的。

"笕十八"也称"杭十八",是中医药界普遍使用

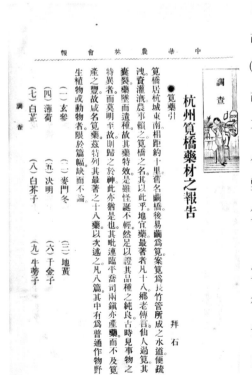

1920年9月,《中华农林会报》第十期记载了"笕十八"(笕桥街道文化站提供)

的药材，其药材的种养地主要位于杭城东部的上城区笕桥一带。"杭十八"药材种养技艺是笕桥当地药农在种植管理药材方面经过历代实践摸索和经验积累而形成的一整套独特的生产技艺，是"杭十八"品质和产量得以保障的关键因素之一，其在中草药栽培学、加工学以及中药药理药效的比较研究中都具有重要的科学价值，对生产培植江南地区的道地药材具有极为重要的意义。2008年，"杭十八"药材种养技艺被列入第二批杭州市非物质文化遗产代表性项目名录。

遗憾的是，随着城市化的不断推进，这项技艺的生根之地——笕桥，自20世纪80年代中期始，药材种植面积和产量便逐年减少，道地药材"笕十八"逐渐淡出人们的视野。好在携带地域特色"笕十八"基因的"笕桥古法艾灸"之火又在这一片土地上熊熊燃起。

分析三：关于《百字铭》与笕桥古法艾灸的渊源

百字铭

灵素窦本，火神传承。阴损阳虚，鬼邪附据。

皇天悯民，厚土生机。保命之法，灼艾第一。

伏道宗气，守茧养性。呵之摩之，天地人和。

九宫定坐，太阳下火。三里不干，大病命关。

扶阳灸土，布帛菽粟。住世灸木，百年盈富。

调神灸火，十壮启脱。痿躄灸金，当明六经。

通体灸水，风寒湿痹。扫荡妖氛，消尽阴翳。

根据陈红娟所述，外婆每次在制作艾条之前，需要进行诵念《百字铭》的仪式，并在传承人还小的时候就教导其学习背诵《百字铭》。因为缺乏相关文字的记载，以上文字仅根据陈红娟口述内容整理，除了与传承技艺密切相关的，其他文字均带有其本人明显的主观意识，其中有两处文字特别值得研究探讨。

一是"灵素窦本，火神传承"。传承人认为应为"灵书独本，火神传陈"，意指火神传给陈氏祖宗的灵验的单本。经相关医者研究分析认为，更大可能是"灵素窦本"："灵素"即《黄帝内经》中《灵枢》与《素问》的"传世之本"；"窦本"即指目前尚留存的，由南宋窦材所撰的《扁鹊心书》。

根据《中国医籍提要》和《中医大辞典》记载，窦材，祖籍山阴（今浙江绍兴），自称"河朔真定之寒士"。窦氏所处年代，世医多重用寒凉、多行攻下，常有致病情延误，甚至危及生命者。窦氏痛心于此，熟读经典，结合临床，总结出一套独特的温补疗法，对温补学派的发展起到重要的推动作用。《扁鹊心书》全面反映了窦氏的学术思想，纵观全卷，窦氏临证多灸药并用，而且较多地使用灸法，即使危重病也常用之。窦氏用灸适应症广泛，内外妇儿皆有涉及，这对后世产生了很大的影响，所以将"窦本"列入其中是具有一定根据的。至于"火神传陈"之说更多体现的是陈氏的主观意愿，称"火神传承"相对更为合理。

二是"伏道宗气，守茧养性"。在传承人的回忆里，外婆曾说过最好的艾草就是"伏道艾"，而小时候外婆也常常带着她，沿着红卫兵路（现为机场路）去采伏在道边的艾草，所以她认为"伏道宗气，守茧养性"中的"伏道"即指"伏道艾"。经分析认为，将"伏道艾"简单理解为笕桥路边的艾草应只是一种巧合，这与布包主人所说"北方的艾草"存在矛盾点。经查阅资料，伏道艾又名"佛道艾"，宋时以为艾中之佳品，因其产于汤阴伏道而得名。宋孟元老《东京梦华录·端午》便有记载："自五月一日及端午前一日，卖桃、柳、葵花、蒲叶、佛道艾，次日家家铺陈於门首。"

而关于"守茧养性"，传承人的解释是：要像蚕宝宝呆在茧中一样，认真安静而又虔诚地做艾条。另外据她推测，"守茧"也很可能与制作艾条时用到的"笕十八"中的一味药材"僵蚕"有关。结合传承人的意见，可初步认为此"茧"即"笕"，"守茧养性"应该是让笕桥后人谨记要用笕桥的道地药材去养伏道艾之药性。当然，"守茧养性"也可能是"守简养性"，因为传承人反复强调，笕桥古法艾灸的特点之一就是灸法精简人体穴位，操作极其简便，五根大艾施灸仅涉及不到20个穴位。

小结：通过对传承人的采访并结合相关专家的研究意见，"笕桥古法艾灸"被视为曾风靡南宋的艾灸文化遗存是具有一定依据的。可以初步推断为，它是与南宋陈沂及其后人，或者南宋窦材及其后人有关的，一种便于民间使用和推广的简易有效的灸法。

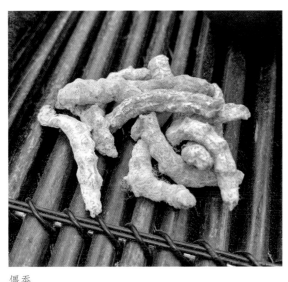

僵蚕

第二节　笕桥古法艾灸的保护研究

一、传承传播现状

　　笕桥古法艾灸是以地名命名的非物质文化遗产，是在笕桥医药文化浸润下，与"笕十八"血脉相连的，具有显著地域性特点的传统医药类项目。在以代表性传承人陈红娟一脉为主导的生产性保护过程中，笕桥古法艾灸在当代焕发新的活力。

　　自古中医就有"治未病"的理念。如今，随着人们生活水平的普遍提高，加强个人健康素养，增强未病时的预防能力，将健康管理关口前移，成为很多老百姓的共同愿望。笕桥古法艾灸作为一种操作简便、安全可靠的养生方式，便成为实现这一愿望的合适对象而进入当代生活。艾灸在提升免疫力、减少病痛的同时，也在一定程度上为家庭节省了就医的时间和医疗开支。其次，传统的作坊式小规模生产也已经被当代工厂化的大生产所取代，产品成本更低、质量更稳定，为笕桥古法艾灸扩大销售市场提供了保障。再次，传统的单一化产品也逐渐向多元化发展。在笕桥古法艾灸传承人不断地创新研发之下，更多适合不同年龄层次、不同应用场景的艾灸衍生

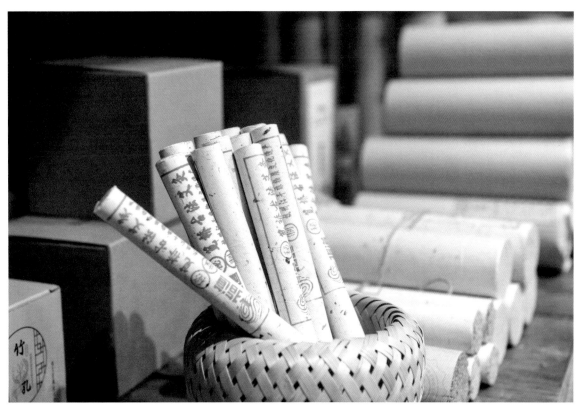

笕桥古法艾灸产品（叶彬松摄）

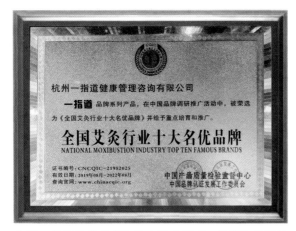

杭州一指道健康管理咨询有限公司"一指道"品牌被授予"全国艾灸行业十大名优品牌"

品被开发投入市场，获得了广泛的社会好评。

生产性保护是非物质文化遗产最好的保护传承手段。笕桥古法艾灸在市场竞争中，以内外兼修的用心和恒心，不断开拓古法艾灸的市场份额，获得了国内医疗行业的认可，在社会上逐步站稳了脚跟。目前，笕桥古法艾灸的责任保护单位——杭州一指道健康管理咨询有限公司在杭州拥有多处自营点，并在清河坊历史文化街区建有600平方米的艾灸体验中心，产品成功入驻宁波、磐安、东阳、兰溪等地大中医院，加盟店遍及全国多地，初步形成了一个覆盖全国的笕桥古法艾灸文化辐射网络。2019年，"一指道"系列品牌获评全国艾灸行业十大名优品牌，得到国家重点培育和推广。

在国际传播方面，笕桥古法艾灸也有不俗表现。

据世界针灸学会联合会统计，目前有183个国家和地区在学习和使用针灸相关疗法，澳大利亚、法国、新加坡、加拿大等59个国家和地区承认中医针灸的合法地位。针灸不仅作为一种医学被国际社会所接受，更作为一种文化符号被世界所认可。在2022年北京冬奥会期间，中医理疗成了明星项目，运动员们亲身感受推拿、针灸、刮痧、拔罐等中国传统疗法，并赞叹它是"中国功夫中的功夫"。随着中医在国际社会的认可度不断得到提升，艾灸疗法作为针灸的重要组成部分，在国际医疗和文化交往中也越来越发挥着重要的作用。

艾灸既是中国的，也是世界的。在很早之前，大多数亚洲国家，如韩国、日本、新加坡、马来西亚等已经广泛地使用艾灸。300多年前，艾灸文化成功冲出亚洲影响西方，并逐步被西方人所接受和喜爱，但是艾灸在非洲传播应用的报道却是鲜少的。2023年，随着中国（浙江）第15批援助纳米比亚医疗队出征的脚步，笕桥古法艾灸开启援非之旅。

援非医疗队的队员们惊奇地发现，无论什么人种的当地人，都普遍高发过敏性和疼痛性疾病。而中医认为，过敏性和疼痛性疾病多是因为"寒气入体"所造成，像纳米比亚这样干燥且温热气候的地区，在预期的想象中应该不具备滋生中医概念中偏于寒湿性疾病的土壤。

在经过一段时间的观察后，队员们逐步明确了这些疾病的成因。原来，当地很多人的饮食和作息习惯已经受西方文化的影响而改变。他们酷爱冷饮，特别是冰啤酒，且但凡使用空调者

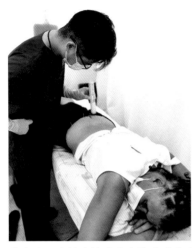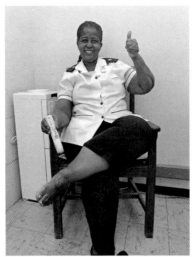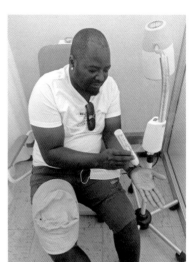

纳米比亚当地人接受艾灸施治（诸波提供）

都习惯于低温，这就人为造成了"寒湿"的致病基础，以致于过敏和疼痛长期地反复发作，抗过敏药和止痛药成为老百姓家中的常备药品。但服用时间越久，药效越差，以至于最后止痛药已经无法缓解症状。

明确病因让医疗队信心大增，深信艾灸将在此地大有作为。果然，长期罹患膝关节或臀部疼痛的当地患者，在经过医疗队推拿并配合温针灸治疗后，病情明显得到改善。河南国际纳米分公司的华人经理长期存在咽喉不适和背部畏寒的现象，在经过一段时间的艾灸治疗后，症状明显减轻。在他的影响和带领下，华人圈的朋友和公司员工渐渐受到中医文化的洗礼，纷纷开始放弃生冷饮食习惯并接受艾灸保健治疗。一般普通的感冒头疼或者腹痛腹泻，施灸后便都能自愈，省事省力又省钱。由此也让医疗队深信，无论是什么人种，对于疼痛性疾病，艾灸都能充分发挥效能。随着大部分就医者身体状况逐渐得到改善，医疗队员对中医药发展和艾灸文化推广的信心倍增。

如今，纳米比亚的华人企业工厂里常常会飘出笕桥古法艾灸的药香味，这里已经有了专门打造"本土扶阳灸"配套设备的基地。企业不远万里从国内海运"一指道"艾灸，并经常向医疗队询问学习各类灸法。在医疗资源不发达的非洲，艾灸成为适用的医疗手段，向当地广大民众传达着健康养生的理念。中医和艾灸文化的影响力随着医疗队的步伐不断拓展，在纳米比亚，在世界各地渐入人心。

但是，我们也应该清醒地认识到，在笕桥古法艾灸不断拓宽市场，展现出强大生命力的同时，它也和其他非物质文化遗产项目一样，不可避免地存在诸多隐患。随着城市化进程的不断深入，

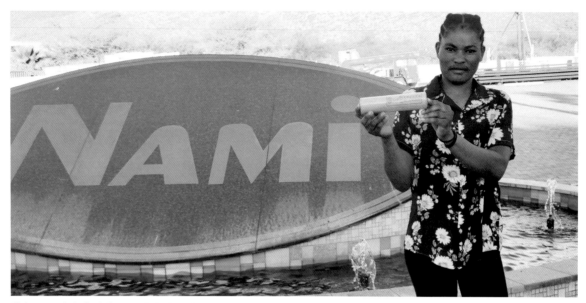

笕桥古法艾灸在纳米比亚（诸波提供）

原本孕育笕桥古法艾灸的原生环境被打破，来自各方的压力不断挤压生存空间，该项目的存续和发展现状依然不容乐观。

从市场运营角度看，笕桥古法艾灸主要存在以下问题：一是缺乏行业标准。市场上的艾灸产品良莠不齐，而普通消费者因缺乏专业知识而往往难以分辨优劣，导致存在"专业的"被"不专业"干掉的现象。二是产业发展模式单一。虽然古法艾灸已经在市场的竞争中不断实现创新，但这种创新依然仅停留在对产品的开发上，在发展模式上尚未形成更广泛、更系统的创新实践。三是既熟悉专业又懂经营管理的全能型人才存在缺口。目前笕桥古法艾灸有不少展示传播的平台，但因缺乏能独当一面的管理型专业技能人才，导致项目的宣传推广力度依然不足，社会认可度远不及传统方剂，市场后劲不足。

从非遗传承视角看，笕桥古法艾灸主要存在的问题有：一是项目缺乏一线实操专研型人才引领。古法艾灸有一套详细的施治理论和操作手法，要求同时掌握中医专业知识和实操技能，需要专业化的教育完善知识结构体系。但行业内的一线实操人员往往缺乏系统的理论知识，而掌握中医系统专业知识的人员又较少将研究方向聚焦艾灸领域，造成该领域的实践经验难以固化，难以实现理论的突破创新。二是技艺传承存在断绝风险。作为传统医学的重要组成部分，笕桥古法艾灸行业门槛较低，工作又相对较为辛苦，具备较高中医专业素养的人员往往不愿意投身艾灸行业，而从业人员也因为工作强度大而流动性较高，存在传统技艺失传和人才断层的危机。

二、保护路径分析

"共建共享，全民健康"，是党和国家建设健康中国的战略主题。近年来，浙江省委在文化工作会议中也多次提出实施"宋韵文化传世工程"，打造文化金名片的要求。在此背景下，非物质文化遗产笕桥古法艾灸项目迎来时代机遇。

把笕桥古法艾灸与时代脉搏相契合，与当代康养理念相结合，与现代生活相吻合，融合新科技、新设备，不断优化拓展新产品、新技术、新传播途径，使笕桥古法艾灸在乡村振兴、全民共富的新征程上焕发新活力。

一要重视推广宣传，加大政策支持激励。建议以历史档案资料数字化采集和保存为根基，优化新媒体等数字化传播途径，实现传统资源和现代技术的有机融合，更加迅速地实现有效传播；做大做强展示交流平台，采用走出去、请进来的方式，不断拓宽传播覆盖面；政府积极引导社会力量参与宣传推广，通过文创研发的实践，拓宽盘活生存空间，不断挖掘古法艾灸的当代价值；细化相关传承保护标准的颗粒度，定期评估各级项目保护工作的落实情况，对考核优秀的项目进行资金奖励扶持。

二要加强行业监管，制定相关行业标准。新冠疫情的爆发曾催生艾灸养生潮，大量艾灸产业纷纷入市，但从业的持续性普遍不长，并对市场的稳定产生了一定的不利影响。针对市场上的艾灸产品和从业人员专业度参差不齐的现状，建议制定相关行业标准，对产品和从业人员进行鉴定分级，引导市场良性竞争，让专业的人能静下心来干专业的事。

三要注重人才培养，开辟新型传承模式。一个行业的延续需要完善的上下游业态共同支撑，而研究、总结、传教则是源头，是事关传承发展的关键。笕桥古法艾灸的传承历来以家族式口传身授的传统模式为基础，建议在行政主管部门和相关行业协会的支持引导下，摸索一套完善实用、可行可续的传承研析体系，开辟以高校和职业院校为传承基地，特聘传承人为师资，通过理论与实践双轨同行的新型传承教学模式，选培传承种子梯队，打破学员招收限制，打造具有较强的实践悟性、较高的文化素养和高尚的职业道德的专研型人才，逐步构建古法艾灸自身的话语体系和评价体系。

四要紧跟国家战略，打造绿色生态产业链。乡村振兴战略是建设现代化经济体系的重要基础，是实现中华民族伟大复兴的必然要求，对城乡社会发展具有重大现实意义和深远的历史意义。借助乡村振兴战略的实施，契合高质量发展要求，笕桥古法艾灸完全可以借文旅沉浸式体验为载体，主动融入美丽乡村建设的重大行动中，将建设美丽乡村、传播艾灸文化和增加农民收入

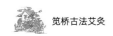
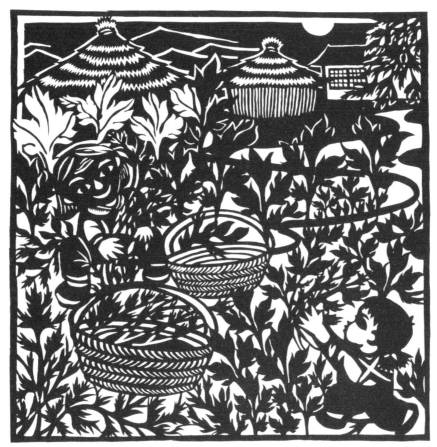

《艾草迎丰收》（作者：余沁然，通讯作者：钱海琴）

有机结合起来，提升城乡居民整体幸福感。凭借农村得天独厚的地理优势，通过政府引导和企业主导的方式，从育种源头到拓宽销售渠道，探索艾草种植、艾草加工、艾灸养生、文创开发的一体化模式，打造集生产、销售、观光、服务、养生、研学等一二三产业融合发展的绿色高效的全产业链发展格局，将艾草基地的"好风景"转变成笕桥古法艾灸的"好前景"，创建成为新时代农村"非遗+"的新典范。目前，作为杭州艾灸行业的领头羊，杭州一指道健康管理咨询有限公司已经将目光投向省内文旅市场，力争使笕桥古法艾灸成为非遗共富路上的重要引擎。

　　艾灸文化源远流长，它是我国传统医药文化中不可或缺的一部分，在中华民族的繁衍生息过程中发挥着重要的作用。如今，笕桥古法艾灸历久弥新，必将在新一轮的经济发展中把握时代机遇，挖掘自身潜能，将保护传承古法艾灸，弘扬深厚中医药文化和带动农民增收致富，建设美丽乡村相结合，为国家乡村振兴战略的实施和健康中国的建设积极贡献非遗力量。

　　传承传播艾灸养生文化，让艾走进当代千家万户，让世界呼唤"艾"，相信笕桥古法艾灸定将走得更远更好。

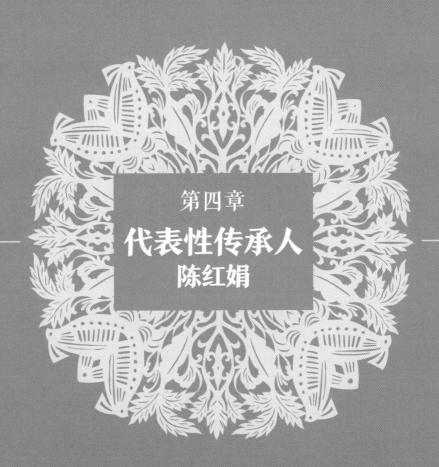

第四章

代表性传承人
陈红娟

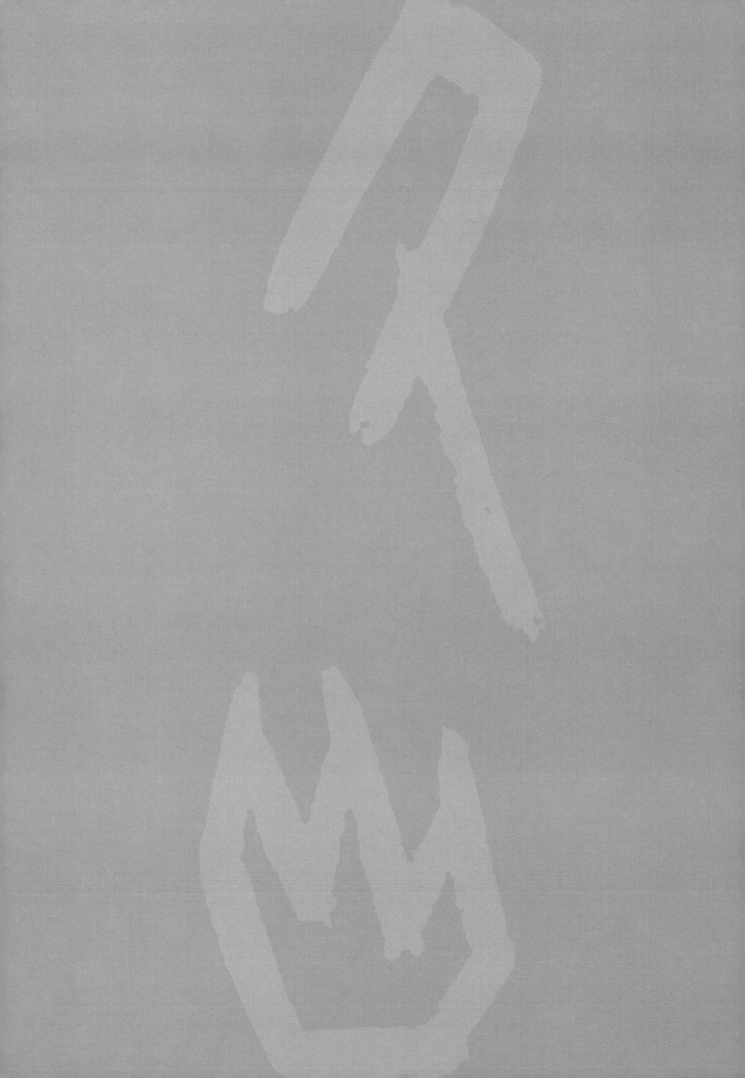

第一节 陈红娟的非遗人生

她是外婆眼里勤劳好学的小大人，她是妈妈眼里可爱孝顺的闺女，她是女儿眼里勇敢坚强的母亲，她是员工眼里率性有为的老板，她也是社会认可的一位执着专注的匠人。人生千面，也许一千个人眼里有一千个陈红娟。笔者仅从非遗传承视角切入，剖析描绘陈红娟的成长历程，力求生动立体地再现一位当代传承人精彩的非遗人生。

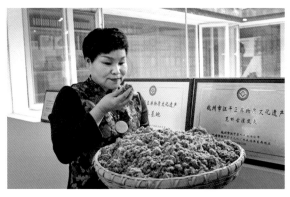

笕桥古法艾灸项目代表性传承人陈红娟（叶彬松摄）

一个春风拂柳、暖阳和煦的午后，笔者一行应邀来到河坊街打铜巷21号，这里最新开办了笕桥古法艾灸工坊——"一指道"宋艾文化体验馆。工坊的主人是上城区非物质文化遗产代表性项目笕桥古法艾灸的代表性传承人——陈红娟，一位土生土长的笕桥人。

她热情洋溢，笑容可掬，像一位亲切的邻家大姐，一路将我们领进门去，急切地向大家展

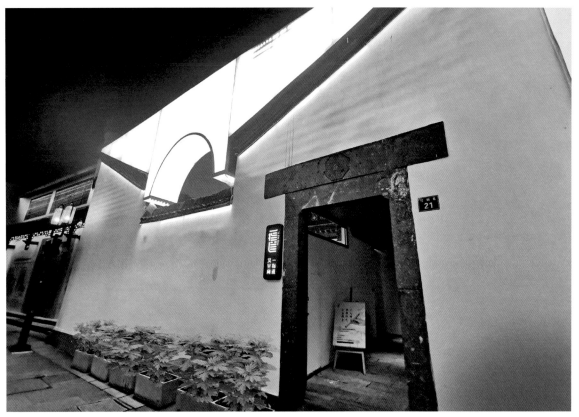

笕桥古法艾灸工坊——"一指道"宋艾文化体验馆外景（田茵茵摄）

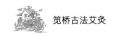
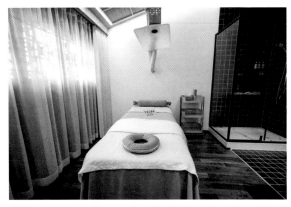
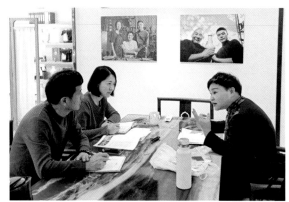

笕桥古法艾灸工坊——"一指道"宋艾文化体验馆内景　笕桥古法艾灸项目调研访谈现场
（杭州一指道健康管理咨询有限公司提供）

示她的"新阵地"。工坊设计诸多巧思，从空间结构的划分，墙面艾砖的运用，再到各项细节的布设，处处凝聚着她的心力和智慧。待落座开始访谈，她倒是显得有些局促，两只宽厚的手掌在桌上互相搓揉着。她的话并不多，但在谈起自己热爱的艾灸时，丰富的面部表情和肢体语言不时透露着她的快乐和执着。说到兴奋时，她的眼里仿佛有光点闪烁。

随着她慢慢敞开心扉，我们逐渐走进陈红娟的内心世界，和她一起回顾与艾结缘、潜心学艺，直至与艾命运相契的心路历程。

本章即根据陈红娟女士的回忆整理成文。

笕桥，杭州东郊的一座古老小镇。它地处亚热带季风区，四季分明、光照充足、雨量充沛、土质肥沃，宜休养生息。早在新石器时期便有先民在此聚居，隋唐时期更是人烟生聚。据南宋《梦粱录》记载，该地因产茧而闻名遐迩，地亦以物命名，称作"茧桥"，至明嘉靖《仁和县志》始见"笕桥"之称。"笕"指引水的竹管，据说笕桥地区过去使用大量竹笕，因此得名。这一说法可信度较高，因笕桥地区种植业发达，历史上主要有蔬菜、蚕桑、药材三类物产，堪称"三宝"，大量竹笕的使用，极有可能便是为了满足灌溉之需。

小镇钟灵毓秀、物产丰饶、交通便利、商业发达，自宋代起便不绝于书。据清乾隆《杭州府志》记载："从新庙迄长佛寺，列肆二里有奇，四近物产殷充，棉茧、药材、麻布尤所擅名。贾客多于此居积致远。"这书中所载二里多长的商业街大致便位于今笕桥老街一带，宋代称之为"走马塘"。走马塘九里苍松夹道，车马滚滚，极尽繁华。老街上商肆林立，客商居积，蚕茧、药材、麻布、山茶、杨梅、甘蔗等，俱是笕桥出产的岁贡之物，而这其中又以笕桥药材最为出名，名震杏林的"笕十八"便是此地的一块金字招牌，名声远播海内外，吸引着各地商贾云集。星云辗转之间，老街已不见昔日模样，但其深厚的历史底蕴依然深植于当地百姓的记忆深处。

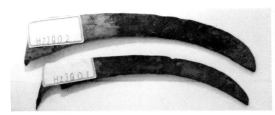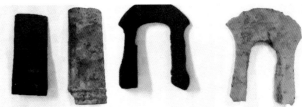

2010 年，笕桥横塘出土古代农耕用具（笕桥街道文化站提供）

陈红娟生于 20 世纪 70 年代的笕桥。当时的笕桥虽然还保留着浓重的农耕文明景况，但在一片葱郁之下，改革开放的种子开始在这片热土萌动。一方水土养育一方人，一个时代造就一批人，陈红娟跌宕起伏的人生历练与这片土地和这个时代休戚相关。

一、缘起·童年

时光流转，彼时的陈红娟还是一个无忧无虑的 4 岁小姑娘，扎着两根可爱的羊角辫。红娟的爸爸常年支边，当年修杭州大农港河道时只有母亲一人去出工分。为了能给红娟姐弟俩更好的生活，母亲干活特别卖力。一天，工地上奖给母亲一小块肉，母亲便仔细地用树叶包回家，省给小红娟姐弟俩吃。记忆里，吃完那顿香喷喷的肉后，母亲就搬去丁桥种稻谷了，从此小红娟就成了外婆的小跟班。

外婆名叫张桂香（1907—1982），从小深受躬耕"笕十八"的太婆张玲玲的影响，长大后就自然而然成了当地的走方医，也就是俗称的"土医生"。村前村后的人家经常都会找外婆看病，还给外婆取了个"张半仙"的雅号。过去患病人家的条件大多不好，外婆看病也几乎都是免费，

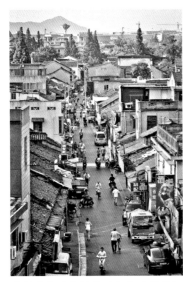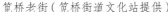

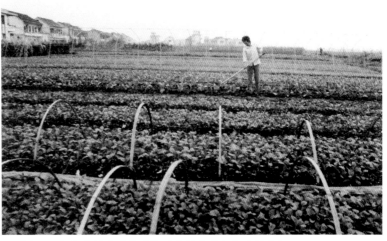

笕桥老街（笕桥街道文化站提供）　　20 世纪 80 年代笕桥的种植基地（笕桥街道文化站提供）

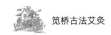
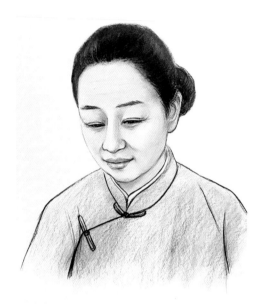

张桂香画像（杭州一指道健康管理咨询有限公司提供）

最多只收一点馈赠的小礼品，因此在当地口碑很好。有一次，村里人用板车拉着一个吊着最后一口气的人来找外婆救命。外婆诊察后，用艾草合着其他中草药给人煎服喝下去，再取穴扎上几针，那个原本不会动的人竟奇迹般地坐了起来。在年幼的小红娟眼里，外婆这一手艺出神入化，就像神仙一样厉害。

闲暇时，小红娟最爱窝在外婆怀里，听外婆讲笕桥当地的故事。在她的印象里，笕桥有很多跟药材相关的故事，陈红娟至今还能完整地讲述一些，其中印象最深的就是《吕纯阳撒仙草》的传说。

相传，很早很早以前，有位名叫吕纯阳的神仙经常下界为众生治疗疑难杂症。一天，当行至笕桥地区

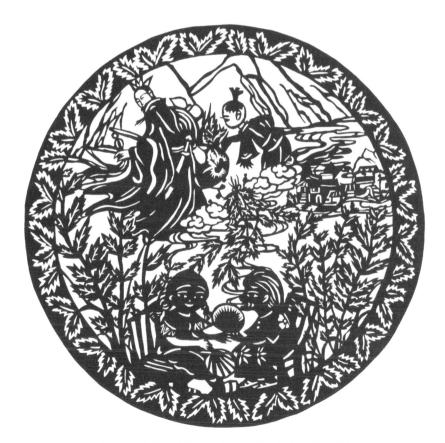

《小院话传说》（作者：赵靓，通讯作者：钱海琴）

时已近中午，他便找了一处幽静的凉亭休憩打盹。当地有一个淘气的小顽童，他早早的就盯上了神仙背上那个鼓囊囊的背囊，但见神仙连睡觉都不放下背上的包袱，就更加好奇想要一探究竟了。于是他从家里拿来小刀片，趁着神仙入梦正深，偷偷划破了包袱的一角。神仙浑然不知，醒来后就继续带着这个有洞的药囊走街串巷、行医治病，在不知不觉间将药材的种子撒遍了笕桥地区，从此这里便长满了能治病救人的各类仙草。

小红娟这个年纪，家里那一方小天地已经关不住她。每天外婆在外忙碌时，红娟就像只快乐的小鸟，和邻家的小伙伴们在田间地头玩耍嬉闹。那时的笕桥，满目葱茏，农田、桑田、药园……一片连着一片。特别是药地里，姹紫嫣红、蜂飞蝶舞，煞是好看，还没走近，远远就能闻到一股浓浓的药香，这里是最让小红娟流连的乐园之一。

居住在笕桥的农家大多都喜欢种植艾草，外婆家也不例外。当年外婆住的还是茅草屋，屋后有一棵特别大的老桑树，屋子前后几块小小的自留地，地里除了种着些蔬菜以外，其余都被艾草填满。

说是种植，其实有失偏颇，艾草本就是野草，天地所赐，肆意生长。笕桥人喜欢艾草，所以见到艾草从不去拔除，久而久之，艾草便成了笕桥的一道风景。茅草屋的不远处有一条潺潺的小河，红娟经常和表哥一起到河边玩耍。可是，常在河边走，哪有不湿鞋的呢？一次意外，

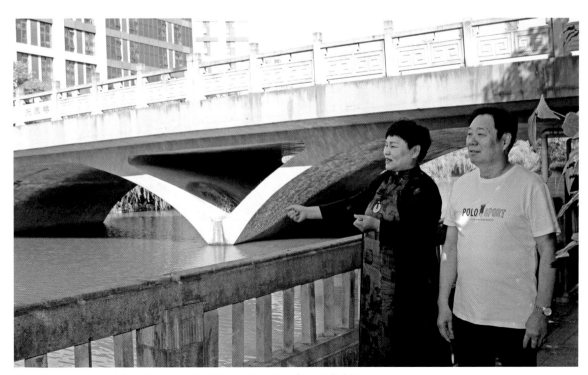

陈红娟和表哥在外婆当年所住的笕桥花园村重温儿时故事（田茵茵摄）

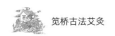

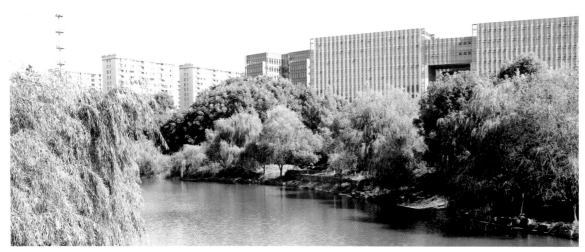

曾经的花园村一带如今高楼拔地而起（田茵茵摄）

红娟掉进了小河里。好在当年村道人来人往，也不知岸上是谁喊了一嗓子："哎呀呀，桂香姐的外孙女掉到河里了！"只见岸上一下人潮涌动，乡亲们七手八脚地就把小红娟拉上了岸。他们有的送上干毛巾，有的帮着擦头发，有的递上一张小板凳……村里人都是热情淳朴的，他们是在用这种方式感谢红娟外婆平时对大家的照顾呢！刚上岸的"小落汤鸡"虽然也惊魂未定，但是看着大伙儿关切的眼神，红娟再一次感受到了外婆在乡亲们心中的份量。她在心里默默憧憬着，长大也要做个像外婆一样受人爱戴的医生。

附录：我国历史上的走方医

在中国的历史上，始终存在着比儒医多得多的一般医工、草泽医群体，人们称他们为走方医。走方医盛行于宋元时期，他们往往掌握几种民间疗法和秘方，包括使用草药、针灸、推拿及其他简易治疗方法。他们几乎无著作传世，只有极少数依靠儒医的记载才名垂青史，如宋代儒医张果在《医说》中就记述了走方医用三文一帖的草药帮助御医治愈了宋徽宗爱妃嗽疾、牛医治愈欧阳修暴下的故事等。

清代学者赵学敏在专门为走方医正名的《串雅》一书中写道：走方医医术始于扁鹊、华佗，在技术上他们求其全，如扁鹊是妇科高手，又擅长老年、儿科及一切杂症，华佗更是不用说了。他们"治外以针、刺、蒸、灸胜，治内以顶、串、禁、截胜，药上行者曰顶，下行者曰串"，"禁"为祝由、禁忌，"截"是使病戛然而止。

走方医有三字诀：一曰贱，药物不取贵也；二曰验，以下咽即能去病；三曰便，能够就地取材。因此有言，"药有异性，不必医皆知之，而走医不可不知；脉有奇经，不必医尽知之，而走医不可不知"。"病有常见之症，有罕见之症，走医皆习之。"尽管走方医多为国医所不称道，走方医秘籍又大多是口耳相传，但作为我国民间医学的传承体系，它虽不落文字，却也蕴藏着原始医学的简洁与直白。

（节选自《中医中药轶事珍闻》）

二、学艺·传承

小桥流水，杏花春雨，良田万顷，绿樟成荫。水绘就了江南古镇笕桥的眉眼，使境域内的百姓生活如诗似画。但也因空气湿度较高，百姓不可避免地常年受到风雨、寒气的侵袭而易患风湿性疾病。为了减轻病痛，笕桥的先人们长期在实践中摸索，逐步发现当地的香艾可以有效地缓解风湿，并在不断的经验积累中，将艾灸疗法积淀改良沿用至今。

笕桥人对艾的喜爱不仅反映在药用方面，在精神层面上也将其视为能"招百福，驱百邪"的一种神草。大约从五代十国的吴越王钱镠时期始，每年的农历五月初五（端午节），家家户户都会选上三五株香艾和同数的菖蒲悬挂于门额辟邪除秽，这成为当地流传久远的一道民俗特色。南宋《梦粱录》对端午这一古代有名的"卫生节"做了记录："杭都风俗，自初一日至端午日，家家买桃、柳、葵、榴、蒲叶伏道，又并市茭、粽、五色水团、时果、五色瘟纸，当门供养。自隔宿及五更，沿门唱卖声，满街不绝。以艾与百草缚成天师，悬于门额上，或悬虎头白泽。或士宦等家以生朱于午时书'五月五日天中节,赤口白舌尽消灭'之句。此日采百草或修制药品，

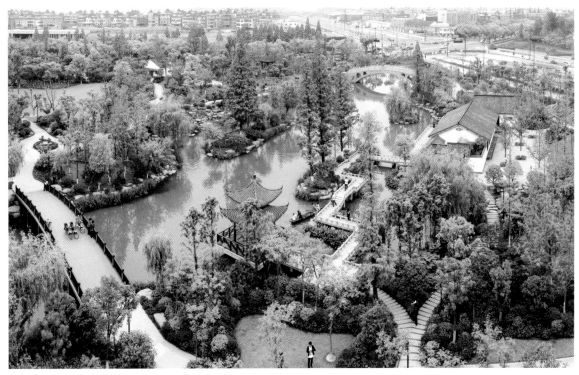

笕桥春景（笕桥街道文化站提供）

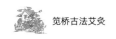
以为辟瘟疾等用，藏之果有灵验。杭城人不论大小之家，焚烧午香一月，不知出何文典。其日正是葵榴斗艳，栀艾争香，角黍包金，菖蒲切玉，以酬佳景。不特富家巨室为然，虽贫乏之人，亦且对时行乐也。"

　　笕桥人的生活离不开艾。而对陈红娟来说，每当回忆起儿时外婆家的生活，鼻端都会荡漾着艾草的香味。小镇的生活是简单恬静的，那会儿，4岁的红娟已经可以做外婆的小帮手了，每日能跟着外婆给邻里看病是一天中最为快乐的事。她忙忙碌碌，走东家，跑西家，跟在外婆身后给各家治病。每次外婆出诊，她都会早早地帮外婆拿好行头等在门口，别人投来的一个期盼眼神，或是给的一小块麻饼、一小颗糖都是她开心的源泉。闻多素心人，乐与数晨夕。日子便这样一日一日地过去，红娟也在一次一次的随诊中不断成长。

　　很快便到了一年里最令人激动快乐的日子——端午节，每年端午的"前三后四"都是采艾的黄金时期。天不亮，外婆就带着红娟沿着机场路去采"伏道艾"，采到中午差不多就到了皋亭山脚下，这时就可以回丁桥的家里吃顿妈妈包的粽子。那时机场路还叫红卫兵路，所以那些天也被小红娟戏称为"做红卫兵"的日子。小小的道路两边是成排的樟树，再旁边就是一望无际的稻田，稻浪滚滚。就在道路和稻田的狭隙间，野生的艾草吸纳雨露，肆意生长，田埂上、河

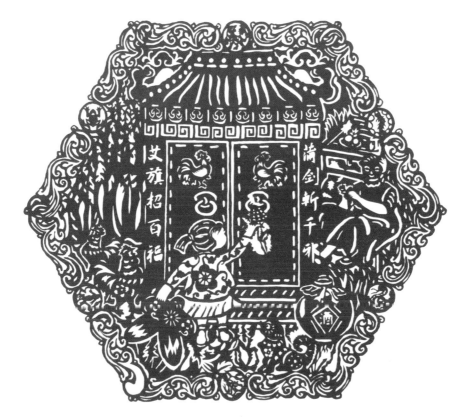

《端午插艾》（作者：包秀毓，通讯作者：钱海琴）

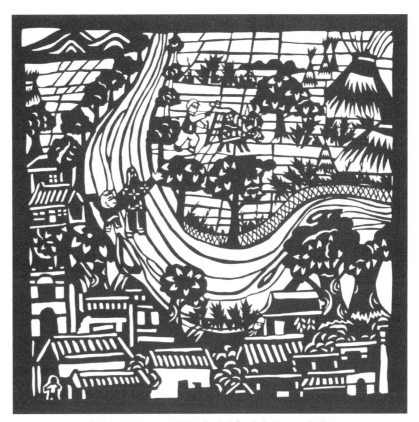

《端午采艾——"艾"意融融》（作者：田茵茵）

沟旁，一丛丛、一簇簇、一片片，满目的绿茵填满每一寸裸露的黄土地，艾叶茸茸，芳草萋萋，日光影照，宛然入画。

采艾做艾虽辛苦，但有如此美景和童真相伴也极大地淡化了这份辛劳。"外婆做艾从不为了卖钱，她帮别人灸也从不收钱"，红娟回忆道，为了省力，也为了能提高效率，外婆常把粗壮的艾条放在凳子上，对着来人的背、肚腹、两膝或颈部施灸。"我外婆家可以看到好多烧坏的凳子，因为她过去让我看牢看牢，可我经常一贪玩就给忘了。但外婆从不骂我，只是会心疼地跳着脚说，'这个阿囡，这个阿囡呀！'"

每次做艾前，外婆都会进行一套神秘的仪式，首先必须要净手，然后双手合十，虔诚地对着家中柜子念念有词，从未懈怠。小红娟一直都以为柜子里藏的是不知哪路的神仙，而外婆念的那些晦涩难懂的口诀是让神仙显灵的咒语。红娟不清楚这些口诀的意思，但是外婆念叨得多了，她也就一一记下来了，想着哪一天自己也可以获得神力，通过咒语让"芝麻开门"。这个幻想一直延续到她十岁生日那天，当收到一份特殊的礼物，红娟才终于明白那个神秘柜子的内里乾坤。

"那天近黄昏，外婆从柜子里拿出一个陈旧的布包，神秘兮兮的。我记得很清楚，那个布包

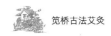
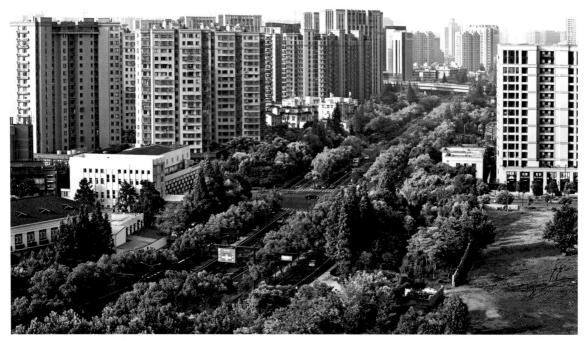

如今的机场路（汪建伟摄）

虽然旧，但是一点不沾陈灰。我那阵子刚看过《哪吒闹海》，满脑子都是李天王举剑砍肉球，结果蹦出个哪吒的情节，我就老想着自己什么时候也能得到一件这样的宝贝。

"小孩子的思维都很梦幻，我从外婆打开柜门的那刻就激动不已，瞪大眼睛死死地盯着一层层解开的布包，满心想着自己即将从神通广大的外婆手里接过一件宝器。"结果可想而知，外婆不是神仙，变不出宝器，看着旧布包里的几本破书和一把破扇，说不失望那是不可能的。"外婆却当宝贝似的重新包好，还说会好好帮我保管着，让我用心念书，将来学到书上的本领，可以像这书本的主人一样，做医生挽救很多人。"

小孩子是最具创造力的，短暂的失望过后，一切又变得有趣起来。那把破扇子成了小红娟眼里的神扇，幻想着如果再配合上外婆口中那絮絮叨叨的咒语便可拥有神力，红娟成了自己心目中的"小仙女"。可让十岁的孩子揣着这么大的一个秘密，小红娟都快憋坏了。她偷偷将那把破"神扇"带到学校向同学炫耀，还规定每扇十下换一颗糖，最后糖带回家了，扇子却被落在学校。外婆急哭了，一个耳光飞过来，那是陈红娟第一次挨打，而且还是被最爱她的外婆打的。这一巴掌把她从小孩一下子打成了大人，"那以后我就开始懂事了，我一直陪着外婆，努力学习外婆的技术，直到我十三岁那年外婆去世"。

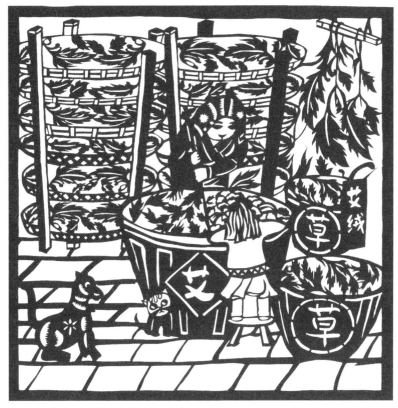

《艾绒制备——艾香润心》（作者：田茵茵）

那些年里，陈红娟更加主动地参与到外婆的工作中去。外婆很疼爱勤快的小红娟，种菜和收割草药等力气活都是外婆自己来，只让她管几口泡药的大缸。有时候，红娟会端张小板凳，爬上浸泡中药材的大水缸，帮着搅拌缸里的药材；也会学着外婆的样子，用稚嫩的小手努力地帮忙搓制艾条。渐渐地，煮药、加艾、启晒、捣绒……靠着一条小板凳，红娟像个小大人样样能上手。外婆看在眼里、喜在心里，感慨地说："对我的艾灸感兴趣的只有这个小丫头，真希望她能传承好这项技艺。"此后，外婆也更加频繁细致地指点小红娟，逐一将古法艾灸技艺传授给了她，包括那被小红娟视作神仙咒语的"百字铭"，也被外婆作为制艾技艺的总纲传给了她。

其间，外婆絮絮叨叨地说了许多前尘往事，包括她行医学艺的来由。原来被外婆看成宝贝的旧布包是抗战时期一位姓陈的游医留下的，他的理想原是做一名军医，可他祖上最擅长的却是妇科，所以部队总不要他。因为他曾救过外婆的外婆，所以便成了外婆家的常客。陈医生曾说起过，笕桥的中药以前是皇宫里用的，他祖上就是南宋皇宫里的御医。祖传如果艾草用南方笕药配伍浸泡，艾灸的功效会更神奇。他看外婆知书达理，又对医药颇感兴趣，便传授了一些灸法。有一天，他急匆匆来到外婆家，说自己要跟部队去打日本鬼子，怕战场上弄丢了祖上传

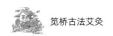

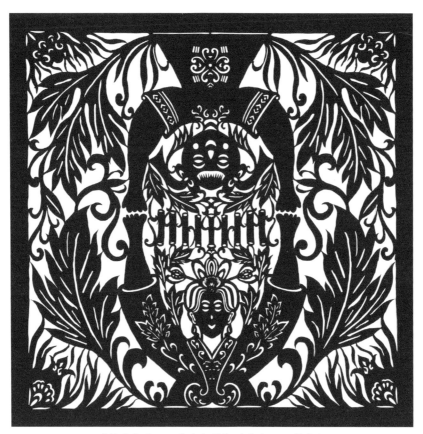

《技艺传承——艾火相传》（作者：田茵茵）

下的东西，临行前将《百字铭》、一套行医秘籍和一把祖传的扇子托付给陈红娟的外婆，让她学习研究和保管，并说半年内就会回来取。可一晃眼 30 年过去了，那陈姓游医终究没有回来，外婆却一直虔诚地守着这个装着秘籍的布包，一旦有空就静下心来认真研究和实践，逐渐成长为当地一名响当当的"土医生"。

直到临终前，外婆还惦记着那个布包，她颤抖着手，亲自将布包里那套珍贵的针灸秘籍、《百字铭》和自己的诊疗心得记录交到了 13 岁的陈红娟手里，并用她仅剩的一点力气重重地握了下红娟的手。"她那会已经几乎连说话的力气都没有了，但是她还是使劲地握了下我的手，我到现在都忘不了外婆那时候的眼神，她像是在完成一个仪式，把她的期望和鼓励都传递给了我。用现在的话说，这个仪式应该就叫'传承'。"

三、绝境·创伤

如果陈红娟的人生一如外婆所愿般地发展传承下去，那我们今天的故事或许就会显得平淡无奇，但人生没有如果，生活的剧情也不会总跟着剧本走。陈红娟毕竟只是一个凡人，凡人便会不可避免地受世俗所扰。在时代洪流的滚滚翻腾中，陈红娟没有如外婆所愿成为一名医生。当时正处乡镇企业快速崛起的年代，整个社会都沉浸在一片全民经商创业的氛围中，这也给了红娟机不可失、时不我待的紧迫感。她年轻活力、热血沸腾、跃跃欲试。

初中毕业后，她就先后去了镇上的西子奥的斯和先锋石膏厂打工。1989 年，刚满 20 岁的她又迫不及待地大胆借钱买下一辆出租车。为了尽快偿还车债，也为了自己内心那个致富梦，她没日没夜不要命地跑车，哪怕怀孕后肚子大得顶到方向盘，她也从不休息。

十余年间，陈红娟一直在各地奔波着，她的车也在步步更新，从面包车换成拉达，从拉达换成夏利，从夏利换到桑塔纳，再从桑塔纳换到奥迪 A6，每辆车都见证了她致富的步伐。直到有一天，她把车租给了别人，自己正式做起了老板。她眼光独到、涉猎甚广，曾先后开办了汽车美容店、饭店、美容院、服装店等，生意越做越大，最风光时在丁桥"制高点"——镇政府对面，同一时间开办了多家店铺，以致当地人都戏称，"丁桥红娟一条街，衣食住行一条龙"。

那几年，陈红娟的事业风生水起，投资无往不利，几乎做什么赚什么，然正如古人云：祸兮福所倚，福兮祸所伏。"如果那时候，我能想起外婆临走的嘱托，我能在事业成功的同时，静下心来学习外婆让我学的本领，我可能就不会遭遇后来的惨败。"2013 年，蓬勃的房地产业也成功吸引了红娟的注意，为了赚更多的钱，她不仅把自己的所有积蓄，甚至把亲朋好友的财富都一起转投到她看好的又一个"制高点"上。危机来了，她来不及刹车，欠下了巨债。

她顷刻从觥筹交错、商贾云集的云端跌落万丈深渊。她便尝人间冷暖，每天都要接待上门的债主；她披头散发，每天浑浑噩噩看不到前方的路；她精神崩溃，每天都沉浸在深深的自责之中。为了还巨债，她来不及喘息，在掩面无声痛哭之后就着手变卖家产，开始新一轮的疯狂"创业"。她给医美做业务员，给股权投资拉商家，给培训会找客户……她也来不及细思，什么来钱快就做什么，一心只想尽快还债。然而，半年过去了，她仍然一无所获，过去的好运似乎都弃她而去。终于，她穷得连一天两顿的快餐也得省掉一顿。屋漏偏逢连夜雨，在长期的压力和负面情绪影响下，她的子宫肌瘤也迅速增大到像是怀胎五月。医院检查告知要动手术，但陈红娟拿了报告转身就走，此时的她哪里还有钱动手术，实在痛得受不了了，她就找了"土郎中"。偶然的机会，她遇见了一位做艾灸培训和诊疗的老师。"他那硕大的艾条、鲜红的火头和袅袅的艾烟迅速激活了我遥远的记忆。如此熟悉的场景，如此相似的取穴，这不就是外婆的'扶阳固本灸'吗？"

陈红娟的第一反应就是问对方祖上是否姓陈，在对方否定后，她又追问制作艾条时是否用了笕药，对方依然给予了否定的答案。"老实说，我当时有点失望，我以为我找到外婆念念不忘

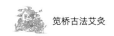

的那位陈医生的后人了。但突然间，我内心又有光点闪过，那是我惨败后最有力量的一天，我突然在茫茫迷雾中隐隐找到了自己归属的那条路。原来冥冥中，外婆的叮咛，一直藏在我的内心深处指引着我。"

陈红娟急急忙忙赶回家，凭着记忆翻找出当年外婆留给她的那套珍贵的艾灸秘籍和诊疗心得。那一刻，她如获至宝。她像个孩子一样，把书籍紧紧地抱在怀中嚎啕大哭，将长久以来内心的压抑、不甘和委屈一一向天上的外婆倾诉。往者不可谏，来者犹可追。那以后，她开始系统性地认真学习艾灸诊疗理论和实践操作，她如饥似渴、孜孜不倦。

"外婆去世好多年了，原本她的形象在脑子里越来越模糊，相隔阴阳应该是人世间最远的距离了，但学习的过程似乎把我们又拉近了，我感到我们又能心灵沟通了，这是一种非常奇妙的体验，过去一知半解的地方，我也通过自学找到了答案。特别有意思的是我外婆制艾前的那个仪式，现在想来，其实那就是对自己的一种暗示，有净化心灵，不让外界扰乱心性的作用。可惜我过去在这方面没重视，所以走了不少弯路，吃了一些苦头。非物质文化遗产的传承不仅是技艺的传承，也是精神的传承，缺一不可的。"

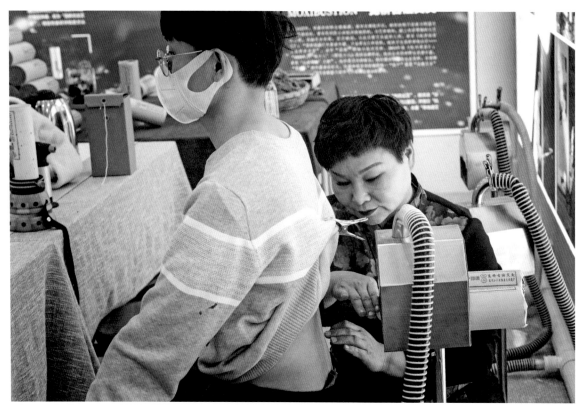

陈红娟专心研究艾灸的实操（叶彬松摄）

众里寻她千百度，蓦然回首，灯火阑珊处，《百字铭》重焕光彩。陈红娟凭着儿时的记忆，同时参照历代医书典籍的记载，将外婆以口口相传方式教给她的《百字铭》口诀逐步以文字形式记录修复完整。从此，诵念《百字铭》成为她制艾过程中不可或缺的一个仪式环节。

四、转机·新生

万事开头难，外婆传授的方法和心得虽历历在目，但自己实际操作却又是另一番光景，而且疗效究竟如何都还是个未知数。于是陈红娟根据外婆传下的古方，边学习边研制艾条的配伍、取穴和艾灸的手法，并以"神农尝百草"的精神，把自己当作第一个病人进行研究，不断在自己身上取穴试灸。经过一段时间的自疗，她欣喜地发现，困扰她的子宫肌瘤竟然奇迹般地萎缩了。这次的成功是她历劫后的第一次胜利，这给了她莫大的信心，也让她大彻大悟，最终下定决心将传承发扬笕桥古法艾灸作为她此后的人生目标。积极的人往往能在每一次忧患中看到机会，陈红娟无疑就是这样的行动派，人生过半，四十不惑，重新起步，说干就干，她开始正式实施自己的计划。

第一步就是调研市场。通过走访各地、遍访名师、虚心求教，陈红娟发现艾灸并不稀奇，全国各地几乎都有，各地也都有各自的特色。过去多年从商的经历让她敏锐地意识到，要想能在这个行业中有所建树，就必须进行创新，突出自身特色，创建真正属于自己的品牌。她经过认真比对，发现外婆所传的古法艾灸和别家的最大区别在于艾条的制作过程。为了提升药性和调和艾火，外婆会在艾秆的浸泡过程中掺入当地"笕十八"的几味中药材，而这也正和她所要创立的具有本地特色的艾灸品牌相契合。

第二步是研发产品。陈红娟以外婆留下的艾灸秘籍和诊疗心得为依据，在艾草的分摘、煮药、浸艾、启晒、捣绒等步骤中坚持采用古法技艺，制作过程独具仪式感。正如陈红娟自己说的，她不仅要继承技艺，也要传承"心法"。她在制作之前会首先双手合十念诵《百字铭》以示心诚；然后将艾草的茎和叶分摘，将艾叶进行晾晒；再用"笕十八"药汤浸渍艾草细茎，以增强艾条的药效及渗透力，同时制约

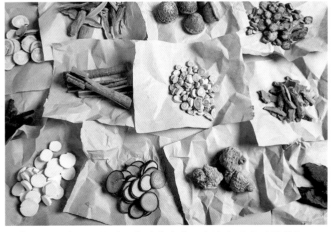

"笕十八"药材（杭州一指道健康管理咨询有限公司提供）

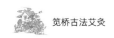

艾火燥性；经此步骤所制的艾秆和艾叶一同放置三年后方可捣绒，且需按一定比例配置；然后选用专用的艾灸纸，经手工卷制包裹，将艾绒压制成一个截面直径为7厘米、长23厘米的大艾条；最后以鸡蛋清黏合纸缝，手法轻重全凭经验，难以明言。

皇天不负有心人，在经过反复的实验并结合自疗实践体会，陈红娟终于成功研制出外婆记

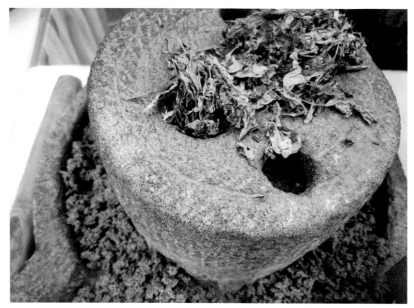

传统制作艾绒的工具（杭州一指道健康管理咨询有限公司提供）

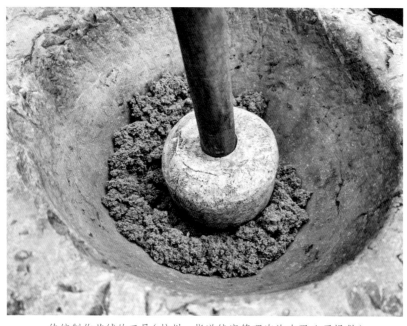

传统制作艾绒的工具（杭州一指道健康管理咨询有限公司提供）

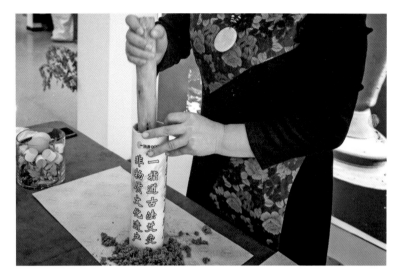

手工捣制艾条（叶彬松摄）

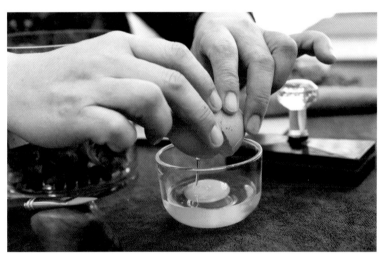

为黏合专用艾灸纸而准备的鸡蛋清（叶彬松摄）

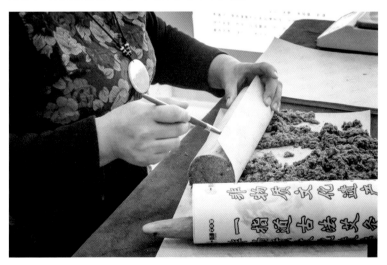

手工卷制艾条并以蛋清黏合（叶彬松摄）

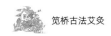

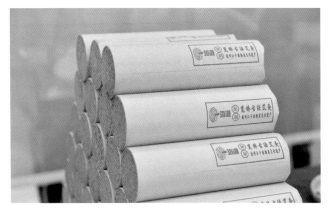

为艾条盖上"笕桥古法艾灸"的红印（叶彬松摄）

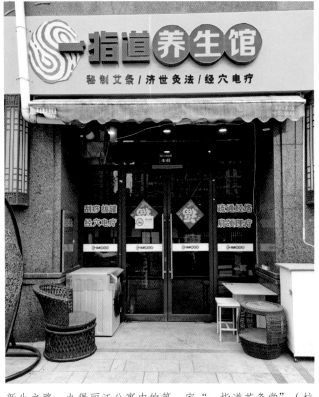

新生之路：九堡丽江公寓内的第一家"一指道艾灸堂"（杭州一指道健康管理咨询有限公司提供）

录中的第一根具有笕桥特色的艾条——"扶阳固本灸"。有了特色产品，创立了自己的品牌，很快她的第一家"一指道艾灸堂"也顺利开张。2014年金秋，一个收获的季节，在九堡丽江公寓内一个很小的门面里，陈红娟开始了她的新生之路。

第三步是扩大生产。城东这家可为患者提供30天免费治疗的"一指道艾灸堂"自成立之初便成了当地的热门新闻，起先那些患有风湿病、关节痛、代谢紊乱的就诊者仅抱着试一试的心态前来体验，但随着良好的口碑一传十、十传百，小店的客源便络绎不绝。可火爆的现状不但没有让陈红娟宽心，反而使她日夜疲于应对，"一指道艾灸堂"常常要经营至半夜才能歇业。长此以往，结果可想而知，陈红娟自己的身体也将被拖垮。冷静下来的陈红娟明白，时代不同了，很多情况也在发生改变，如果继续一味地墨守成规，那就等于自己束缚住了手脚，她自己和她努力经营的小店也迟早要被时代淘汰。她清醒地意识到，一方面本地产的艾灸原材料香艾已经逐步跟不上使用的需求量，过去田间地头随处可见的艾草，在城市化的进程中越来越难觅踪影，而艾灸生意的火爆，更是激化了供需矛盾，寻找新的原料地迫在眉睫。另一方面，当今施灸的对象也已经和过去有所区别，过去做艾灸的大多是病人，而如今很多诊疗的对象都是健康人群，他们大多是抱着养生的目的而来，故而诊疗人群成数倍增长，一个医生往往同一时间要面对几个甚至几十个顾客，现状让人欢喜让人愁，诊疗施灸设备亟待改进。

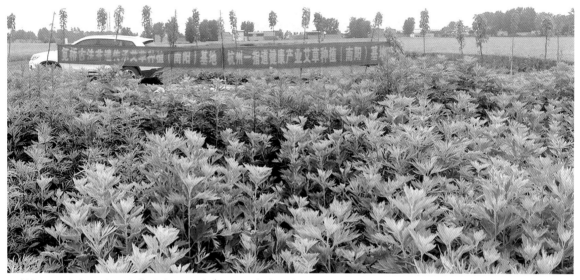

"笕桥古法艾灸"南阳艾草基地（杭州一指道健康管理咨询有限公司提供）

　　说到艾草产地，中国历史上出名的主要有北艾、海艾、蕲艾和祁艾。宋代苏颂在《图经本草》中曾记载："艾叶，……今处处有之，以复道及四明者为佳。"李时珍在《本草纲目》中也提及"近代惟汤阴者谓之北艾"。据考证，旧时北艾主要产区即位于今河南省，因核心产区为复道（今伏道镇），所以那里的艾草也被称为"伏道艾"。至当代，河南南阳市作为全国重要的艾草产地，享有"天然药库""世界艾乡"的美誉。陈红娟了解到南阳市目前有很多艾草种植基地，足以保证原料的供给，她立刻马不停蹄地远赴南阳，寻找真正的北艾。

　　但新的问题又来了，根据外婆留下的那本秘籍的记载，明确讲到要用本地的中药材配伍本地的艾草，如果换成北方的艾草，在疗效上是否会打折扣？这个问题丝毫马虎不得。所谓实践出真知，陈红娟在虚心听取了各地名医的意见后，经过反复的比对和改进，终于调出了药性更为温和持久的"南药北艾"配方。该配方在保证了实际疗效的同时，也突显了笕桥古法艾灸的传统特色。如今，陈红娟在南阳已经拥有属于自己的艾草基地，解除了"无艾可用"的原料供应危机。而关于诊疗施灸设备的改进，陈红娟起先以"土法上马"，简单地用几个平底痰盂打孔就成为灸具，后来也通过逐步改进，在施灸位置调节、自动排烟净化、操作安全便捷等方面下功夫，成功研发多款专利灸具，保障了本堂医生的操作能满足越来越多的求诊者的需要。

　　9年时光过去了，陈红娟的"一指道艾灸堂"影响力越来越大，加盟店也在全国遍地开花。如今，

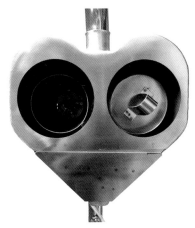

大力定点回旋灸的灸具局部细节（杭州一指道健康管理咨询有限公司提供）

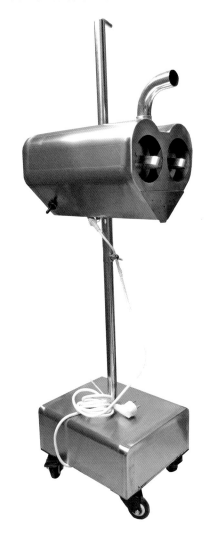

大力定点回旋灸灸具（杭州一指道健康管理咨询有限公司提供）

那个自信的陈红娟又回来了，那段难忘的灰色人生境遇成了她生命中的一次洗礼，破茧成蝶，她变得更加从容和淡然。陈红娟坚定地说："外婆教会我五根艾的制作和配穴，但我计划用十年时间就做'扶阳固本灸'这一根，我要踏踏实实做人做事，把外婆的古法艾灸技艺不断传承下去。"

现在的陈红娟会像外婆当年一样，按照"家规"，在碰艾草和其他药草前先净手，再念诵《百字铭》，通过这种仪式让自己的心灵得到净化。她要求自己虔诚心静如处子，方可动手制艾条。面对如今量产化的艾条，她也仍然保持着亲自检视揉捏的习惯，保证每一根艾条都能达到技术水准。现在的陈红娟又比外婆那时更多了一份求变创新的责任担当。她将现代生物电疗技术与外婆的艾灸手法结合，自创了一套"经穴电疗"手法；另一方面，她在每日高强度的实践劳动之余，咬牙坚持恶补中医基础理论。功夫不负有心人，在2018年浙江省首批"中医医术确有专长人员"医师资格考试中，陈红娟从全省千余名考生中脱颖而出，获得由国家中医药管理局颁发的《中医（专长）医师执业证书》。而那年，全省仅有160余名考生获得该项殊荣。陈红娟感慨万千地说："冥冥中，是外婆一路指引我摆脱了困境，我想外婆一定会为今天的我而感到欣慰。我也重新把我年轻时欠下的学习债补上了，我终于成为了一名医生，完成了外婆的夙愿。"

拿到证书的当天，陈红娟第一时间就去祭拜了外婆，她久久地跪在外婆坟前，小心翼翼地拿出证书给外婆看，并向外婆一再保证，她一定尽己所能地救助更多人。她也会像外婆培养她一样用心教导弟子，把外婆毕生的心血代代传承下去，把笕桥古法艾灸送进千家万户。

外婆坟前，野艾茸茸，艾气如薰，忽而风来，艾枝齐漾，那是外婆在点头微笑。

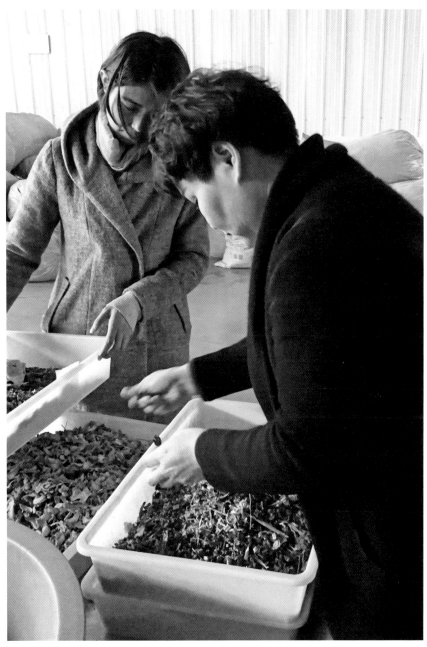

陈红娟亲自检视制艾材料（杭州一指道健康管理咨询有限公司提供）

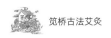

第二节　笕桥古法艾灸的现在与未来

一、守护创新

如今，在国家政策的大力支持下，陈红娟坚守的"一指道艾灸堂"发展态势喜人，现已直接服务社会人群 3 万余人，积累了大量陈疾痊愈的案例，同时也助更多的人实现了强身健体的目的，让古法艾灸真正走进当代生活，服务千家万户。这所开办于微时，给予陈红娟希望，救陈红娟于水火的艾灸堂，目前已在全国遍地开花，扩展加盟店 200 余家，创造就业岗位 800 余个。

但陈红娟并没有单纯地通过扩张店面谋利。她向求诊者介绍艾灸的功效和利弊，实事求是地告诉他们艾灸虽能温经通络、固本扶元，但见效较慢，如果急于求成，还是建议不要做。她的心里有一种使命感，要将笕桥古法艾灸保护好、传承好，让它更多地造福社会。陈红娟心怀感恩地说："妈妈给了我第一次生命，艾灸堂是我的第二次生命，我要让老百姓拥有用得起的养生保健品。"她尊崇传统，严格按古法技艺选材和制作艾条，保证每一根艾条的质量。她又针对当代生活节奏积极推广宣传古法艾灸，她无私地将祖传精简穴位的扶阳固本"四部灸法"介绍

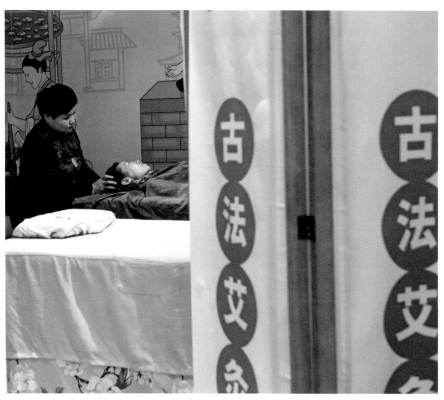

陈红娟正在为人调理身体（叶彬松摄）

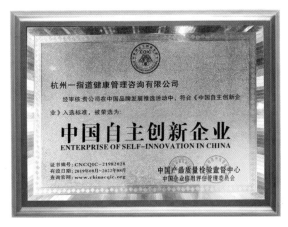

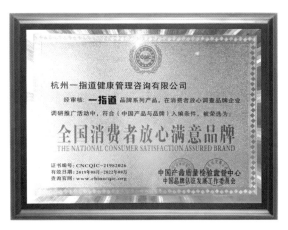

笕桥古法艾灸的责任保护单位——杭州一指道健康管理咨询有限公司被评为中国自主创新企业

笕桥古法艾灸责任保护单位——杭州一指道健康管理咨询有限公司被评为全国消费者放心满意品牌

给大家，目的就是让那些前来养生的求诊者自己在家也能施灸，为他们省钱又省时间。

她勤修内功，加快推进古法艾灸的创新发展，有意识地进行传统医药知识产权的保护。笕桥古法艾灸项目以祖传艾条配方、百字铭文、扶阳固本"四部灸法"和特色专用灸具为主要特色，其中秘制大艾条是核心技艺的重要载体，成为笕桥古法艾灸的立足之本。陈红娟怀着"抱元守一"的思想（"元"指古法艾灸，"一"则是仁爱之道），经过多年的专业学习，为大众的养生之道研究新的路径，目前已全面掌握5根大艾条的配方、古法制作技艺和辨证施治要领，并在祖传扶阳固本"四部灸法"的基础上，针对人体不同部位的经络走势，不断拓展灸法的实践。现研发推出的主要产品有：扶阳大艾条、至尊灸条、宝宝艾、防疫细艾、贵妃灸条等，并已成功申报注册商标"笕桥古法""一指道""杭十八""南宋御艾"和"宋韵江南"；针对艾灸操作费力费时、过量艾烟污染环境、关键技术设备落后等问题，进行针对性的技术攻关，成功研制并申请实用新型专利"定点回旋灸"和外观设计专利"艾灸仪"；拓展衍生产品艾草膏、艾草浴包、艾尖茶、艾草暖贴、艾草枕、艾草香品等若干。考虑"五根大艾条"之一的"扶阳灸"（又名"扶阳固本灸"）已面世近10年，各项技术要领和实操经验均已成熟，下一步将扩大研发团队，建全传承保护档案，保护祖传配方，重启剩余四根大艾条"驻

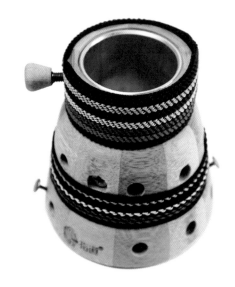

自主创新研发的灸具（杭州一指道健康管理咨询有限公司提供）

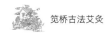
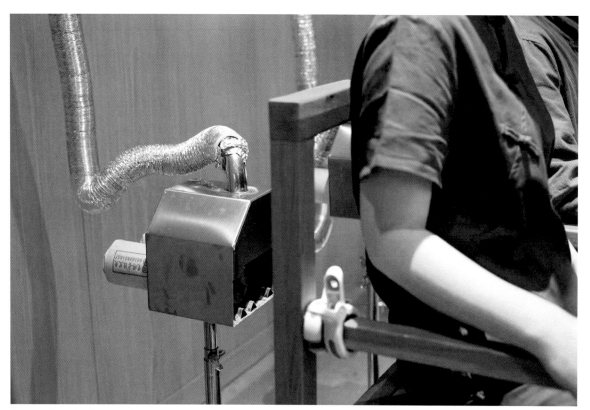

根据祖传"四部灸法"施灸（杭州一指道健康管理咨询有限公司提供）

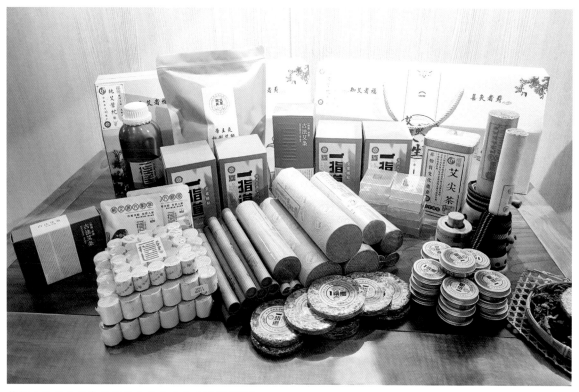

笕桥古法艾灸研发推出的各类艾产品（田茵茵摄）

世灸""调神灸""瘿瘤灸""通体灸"的复活工作。

　　她广纳弟子，积极承担项目传承的职责，逐步推进传承梯队向活态化、年轻化、专业化转变。几年下来，笕桥古法艾灸累计开办培训班 70 余期，培训合格学员上万人。目前有长期亲授弟子 4 人，均已能熟练掌握基本制作技艺和施治手法，并合力承担着笕桥古法艾灸相关历史资料的整理、重要案例的记录、专业技术培训和顾问职责。2023年，在杭州市文化馆（杭州市非物质文化遗产保

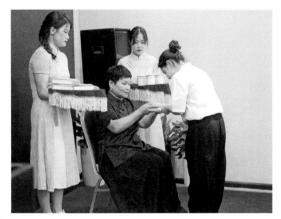

拜师仪式现场（杭州市文化馆提供）

护中心）的支持下，笕桥古法艾灸在杭举行了庄重的拜师仪式和为期一周的公益脱产专业培训，取得了良好的社会效益，进一步提升了笕桥古法艾灸的影响力和传承力。

　　她热衷公益，多次参与非遗展示和义诊活动，不断扩大艾灸文化的传播覆盖面。陈红娟常年驻扎笕桥古法艾灸的责任保护单位——杭州一指道健康管理咨询有限公司，每周对外开展传承体验活动，定期举办培训班，并多次与本土其他非物质文化遗产项目进行交流合作。2023年5月，在市、区两级政府的大力扶持下，笕桥古法艾灸工坊顺利入驻河坊街，成为清河坊历史文化街区又一道靓丽的文化风景。展示体验方面，陈红娟多年来积极参加面向全国的相关博览会；2020年5月，入驻笕桥街道"笕十八"非遗文化体验馆，每月定期组织开展艾灸体验活动；

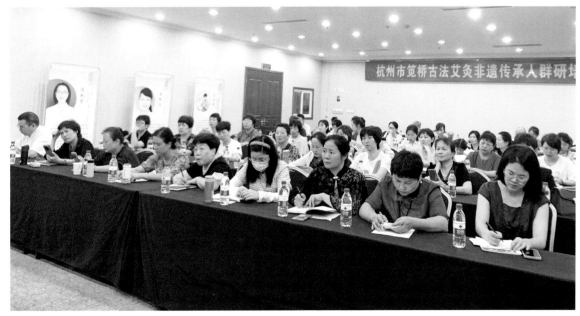

2023 年 6 月，杭州市笕桥古法艾灸非遗传承人群培训班现场（杭州市文化馆提供）

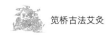
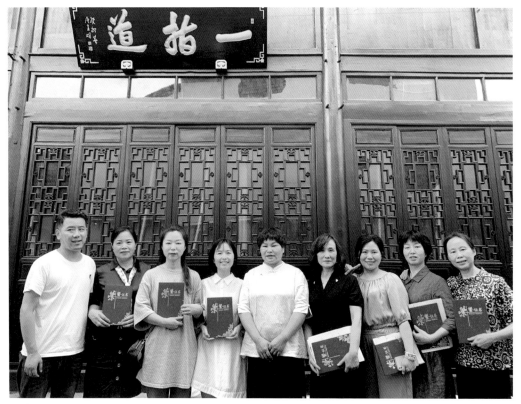

颁发笕桥古法艾灸培训优秀学员证（杭州一指道健康管理咨询有限公司提供）

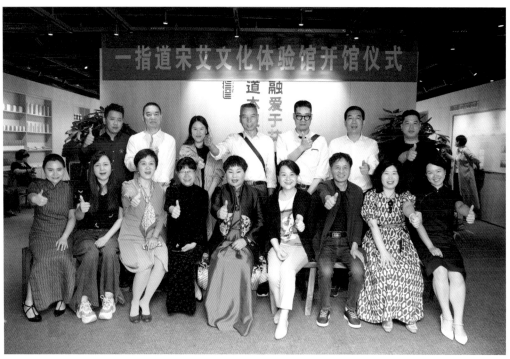

2023年5月，笕桥古法艾灸工坊在河坊街开馆（杭州一指道健康管理咨询有限公司提供）

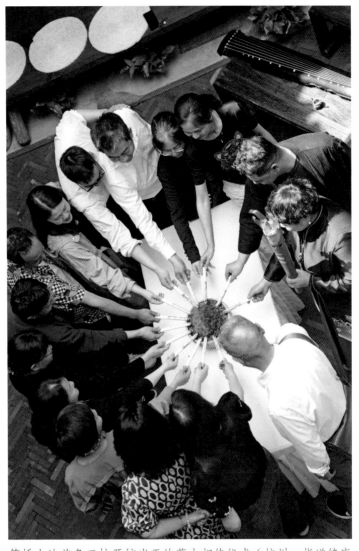

笕桥古法艾灸工坊开馆当天的薪火相传仪式（杭州一指道健康管理咨询有限公司提供）

2020"文化和自然遗产日"期间，陈红娟参加杭州市非物质文化遗产传统中医药展，作为唯一将养生馆搬到展示现场的项目，吸引了众多群众驻足观看、体验；2021年7月，参加山西五台山风景区公益活动；9月，又应邀入驻上城区非物质文化遗产展示馆；2023年，陈红娟受邀参加中国民间中医医药研究开发协会组织的第十一届名老中医绝技演示交流会，取得了良好的社会反响，受到群众的普遍喜爱。传播推广方面，陈红娟利用抖音、视频号、小红书、快手等多媒体平台开展短视频传播和线上授课；2021年，参加"话百件同心事·庆百年建党史"暨杭城百位小记者走进上城与榜样面对面系列公益活动；2023年，笕桥古法艾灸亮相国际灸法大会；同年，陈红娟被杭州市党群服务中心特聘为"非遗传习活动导师"，以线上线下形式不断拓宽传播途径。

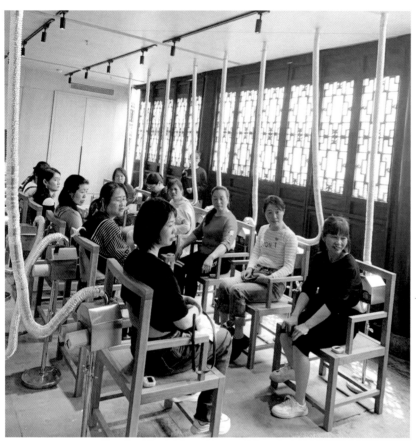

笕桥古法艾灸工坊内举办的公益艾灸活动
（杭州一指道健康管理咨询有限公司提供）

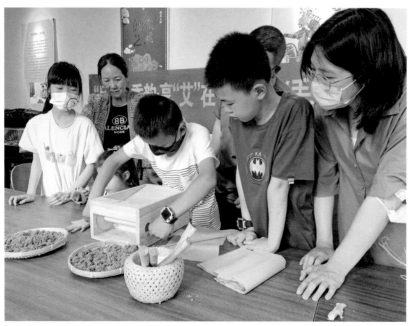

笕桥古法艾灸项目面向公众开展体验实践
（杭州一指道健康管理咨询有限公司提供）

公益诊疗方面，陈红娟规定相关直营门店每月必须至少一次定时向社会提供免费的艾灸公益诊疗；每年组织"人人享受健康"艾灸进社区、进校园公益活动5次以上。2020年初"新冠"肺炎疫情蔓延期间，陈红娟果断将自己仅剩的一千余根艾条全部无偿捐赠给原江干区相关部门用于防疫工作，展现了传承人的社会担当。2021年3月，陈红娟被评为2020年度杭州民建会员企业家"感动你我"十大人物之一。

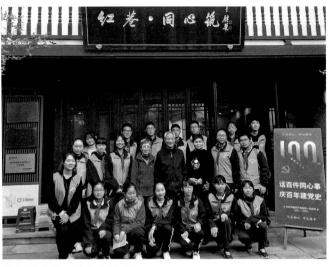

陈红娟开展公益宣传活动
（杭州一指道健康管理咨询有限公司提供）

每一位代表性传承人都是浩瀚的中华传统文化星河中的一颗星子，作为上城区非物质文化遗产代表性项目笕桥古法艾灸的代表性传承人，陈红娟女士多年来积极致力于笕桥古法艾灸的保护、传承和创新，为传承发扬传统医药文化，践行道技合一的工匠精神贡献着一份心力。历数过往，陈红娟不无感慨地说："我今天还能站在这里，为国家分忧，为病人诊疗，我很感激，也很满足。我感谢

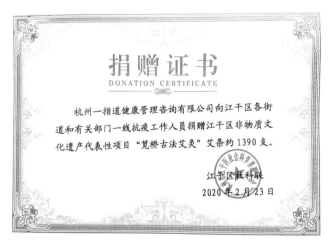

原江干区社科联授予的捐赠证书（杭州一指道健康管理咨询有限公司提供）

我的外婆传给了我技艺，我也要感谢这个时代给了我机会，我的艾灸堂既服务了社会，也救赎了我。"

正如老子所言，"有道无术，术尚可求也；有术无道，止于术"。陈红娟一脉几代人以平凡人走过的一段不平凡之路向世人宣告着，想要做好艾灸，就必定要抱着一颗治病救人、悲天悯人的医者仁心，这就是非遗传承人的情怀。

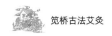

二、未来展望

中医药学是中华民族的伟大创造，是打开中华文明宝库的钥匙。中医药具有独特的理论体系与诊疗手段，为保障中华民族的繁衍生息做出了杰出贡献，对世界文明进步产生了积极的影响，传承创新发展中医药是新时代中国特色社会主义事业的重要内容，是中华民族伟大复兴的大事。2019年，《中共中央、国务院关于促进中医药传承创新发展的意见》发布，这标志着中医药事业发展上升为国家战略。在此背景下，一个党政重视、部门协同、上下联动的中医药发展推进体系基本形成，为推动中医药传承创新提供了政策保障。

艾灸是中医药学的一个重要组成部分，是历来为广大群众信赖的一种治疗保健方法，它主要借助艾草燃烧时发出的药力和红外线温热刺激，达到疏通经络、固本扶元的功效。而这其中所指的"元"，也就是阳气，是每个人身上与生俱来的；经络就像是人体输送气血的管道，正常情况下，阳气通过经络在体内自然流转。但随着年龄的增长和病痛的侵袭，经络中也会产生杂质，当杂质的量达到一定程度，经络就会不畅，阳气就无法自然流转，各种症状也就因此而产生。

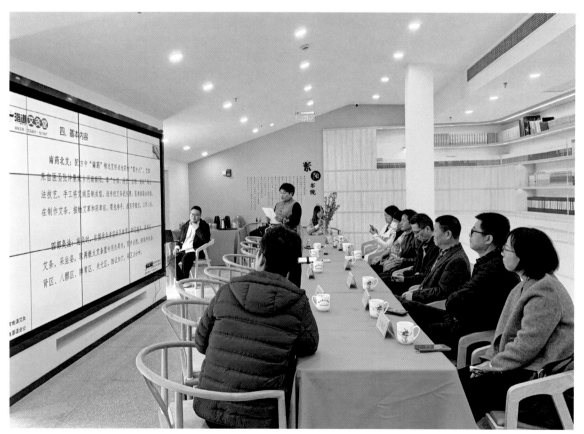

2022年11月，杭州市非遗专家对笕桥古法艾灸的保护发展进行调研指导（杭州市文化馆提供）

简单来说，艾灸就是通过热传导的方式，将药力直达穴位，实现温经通络、升阳举陷、行气活血、祛寒逐湿、消肿散结，从而达到调理身体的效果。笕桥古法艾灸是根植于本土文化，融合本土药材制作而成的具有地域特色的非物质文化遗产传统医药类代表性项目，目前核心分布区域主要集中在浙江省范围内，另外在北京、上海、河北石家庄、湖北武汉、湖南长沙等市也均有分布，形成了一个基本覆盖全国的笕桥古法艾灸文化辐射网络。

艾灸成本低廉、操作简便，具有"治未病"和"治已病"的医疗保健价值。东晋浙江太守范汪在其著作《范东阳杂病方》中提到"逆灸"，即无病自灸，意思就是在病还未显露时，以灸法迎击而使疾病止于未犯时。《扁鹊心书》亦云："人于无病时，常灸关元、气海、命门、中脘，虽未得长生，亦可保百余年寿矣。"此二书都提到了艾灸"治未病"的效果，书中所主张的无病自灸看似自讨苦吃，实则不然。中医认为，春天艾灸可以升阳气，夏天艾灸可以排寒气，秋冬艾灸可以起到温补作用。根据自身健康情况，持之以恒进行无病自灸，就会看到明显的效果。站在现代养生角度，艾灸以其简便易行、适用性广、效果确切的特点，成为人人可以享受的保健方法之一。

艾灸养生在国内拥有深厚的群众基础和文化背景，市场发展前景广阔。随着现代生活水平的不断提高，人民群众对美好生活的向往也不断提升，自然养生逐渐成为人民群众生存发展的必需品。有病治病的被动理疗观念慢慢被淘汰，而积极预防、自然养生成为现代人热爱生命的

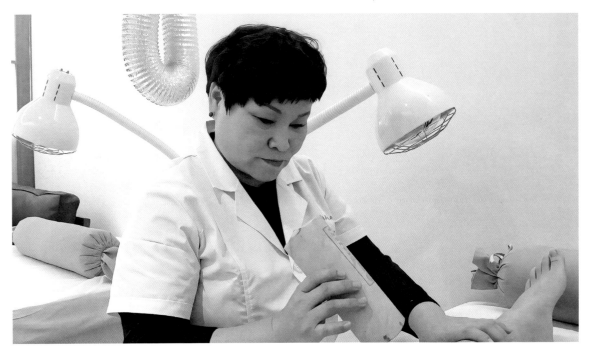

陈红娟工作照（杭州一指道健康管理咨询有限公司提供）

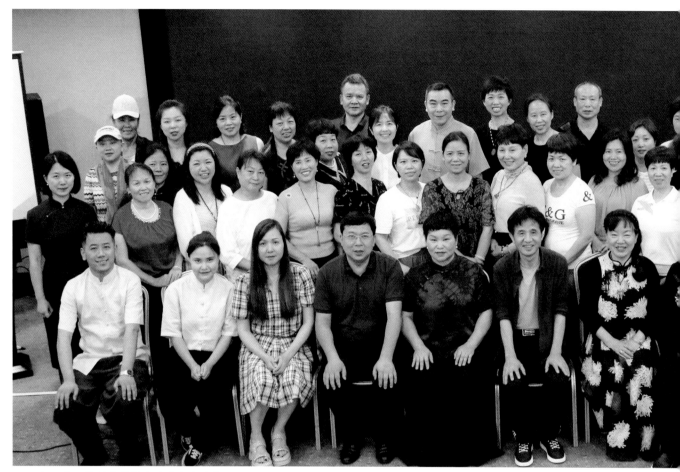

2023 年 6 月，杭州市筧桥古法艾灸非遗传承人群培训班合影（杭州市文化馆提供）

重要表现形式，这也正符合中医药"不治已病治未病"的预防理念。如今，这项古老而神奇的疗法找准定位、重焕生机，晋级养生新宠。专业的中医艾灸治疗保健因迎合了人们"回归自然"的生理和心理需求，成为医药行业炙手可热的一匹黑马。可以预测，未来艾灸行业将会成为中医养生行业中的朝阳产业。

其次，艾灸行业市场需求大，全供应链绿色生态，具备重要的历史、经济和社会价值。筧桥的医药文化历史悠久，从相关资料看，筧桥药农那一套培植研制药材的经验技术由来已久，代代相传。著名的"筧十八"药材的种养地主要位于杭城东部的上城区筧桥一带，在宋后的文献中，如《咸淳临安志》和《杭州玉皇山志》《梦粱录》《浙江省志》《杭州府志》中对其均有记载。至清代初期，杭州是浙江省产药最多的地区。清《东郊土物诗》里有 10 余首专写当地药材的诗作，反映出那时筧桥一带不仅药材生意红火，而且药农的生活也较富足自在。新中国成立初期，

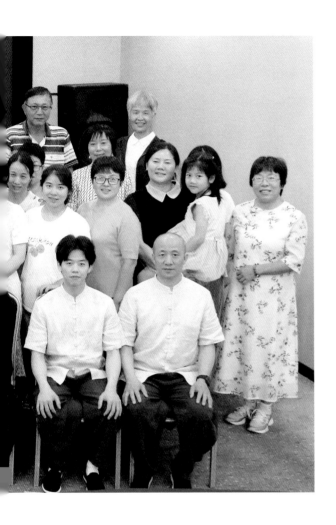

笕桥仍有颐和堂、春生堂等多家知名药堂；20世纪60年代初，笕桥还有以种药材为生的药农；80年代中期，当地农村仍保持有一定的药材种植数量。笕桥古法艾灸就是长期根植村落，在笕桥深厚的医药文化温床中孕育出的一粒硕果，但如何反哺美丽中国建设，助力乡村振兴，寻找与时代接轨的密码，实现笕桥古法艾灸的当代活化是摆在"做大生活、闯大世面"的笕桥人跟前的一个重要课题和挑战。

陈红娟的身上有杭州笕桥人开拓市场、吃苦耐劳、勇于奉献、坚韧不拔的优秀品质和精神，这指引着她在人生的历练中不断实践探索，突破人生困境，并最终将个人命运同笕桥古法艾灸的命运相连。陈红娟的故事是传统医药类复兴的一个缩影，她走出的这一步是个人的一小步，也是笕桥中医药助力乡村振兴实践的一大步，对各地非遗助力乡村振兴具有示范作用。相信敢于站在时代发展潮头的笕桥人，未来将继续前仆后继，再现"东郊土物"的往日荣光，展现当

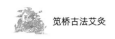

代宋韵生活，体现"最杭州"韵味。

　　庄子曰：以道驭术，术必成。离道之术，术必衰。谨以此言作为对笕桥古法艾灸前景的美好预见，祝愿这项非物质文化遗产以道驭术，开创更为广阔的康养空间，更好服务于当代社会，助力"健康中国"建设。

附录

关汉卿与笕桥古法艾灸

说起关汉卿，大家都知道他是我国著名的剧作家之一，口碑甚好。但是，如果说他与杭州城东的"笕十八"药农曾有密切交往的故事，知道的人就少之又少了。那么，关汉卿为啥会与"笕十八"药农结缘呢，故事还得从关汉卿患腰酸背痛、浑身乏力说起——

关汉卿早年在蒙古军中担任太医院尹（职业医生），后来跟随元军统帅伯颜的蒙古骑兵一路南下，来到杭州后再也不愿去他处。因此，杭州便成为了他的第二故乡。

在元朝，普通读书人要想"出人头地"，获得较高的收入，有两条路可以走。一是学医，在家有病人找上门，看病收钱，若能被宫廷、府衙或军队雇佣，用现在话说就是捧上了"金饭碗"，衣食无忧了；二是创作大家喜欢的文学——戏曲。关汉卿把这两门手艺都学到家了，他学医有成，被聘为军中太医院尹，搞文学（戏曲），创作了60多部戏曲剧本，其笔下的《窦娥冤》一经演出就获得巨大成功，后来成为全世界最著名的戏曲之一。基于多方面的成就，他于1958年被世界和平理事会评为"世界文化名人"。尽管他生逢乱世，但一辈子过得还算顺心舒服。

却说当年元军攻下南宋临安（今杭州）没有打什么大仗、恶仗，所以太医户（随军医院）里没有太多伤兵需要治疗，关汉卿有空了就赏游杭州的湖光山色。

惬意的时间过得很快，转眼间关汉卿已步入不惑之年。不知是由于长时间伏案创作还是其他，他常有不适之感：晚上睡眠不佳伴轻咳，整日头昏脑胀，茶饭无味，四肢乏力。按现在说法就是他长时间处于亚健康状态。

一般人患病后就会去找大夫，可关汉卿身为军医如何放得下脸面去找别人诊治，只得自开药方，叫下人到城内药铺里抓药。

服药之后，虽说病情有所缓解，但始终无法根治，因此他常唉声叹气："莫非真的是'快刀难削自个柄，医生难治自身病'？"关汉卿心有不甘，他要寻求一种能医己亦能医人之良药。之

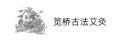

后,关汉卿就遍览《皇帝内经》《扁鹊内经》《扁鹊外经》《千金要方》《唐新本草》等。与此同时,他还浏览了大量的地方医学志书。

一日,关汉卿在书房里随手翻看南宋时期出版的《梦粱录》,看到书中记载着杭州城东有一块道地药材"茧(笕)十八"的原产地,其所产药材质量上乘,便产生了浓厚的兴趣,就想去走访一下。

次日一早,关汉卿叫人雇了一乘小轿,走九里松径往笕桥。时近晌午,小轿抬进了笕桥镇南的"笕十八"道地药材生产地。

这时,关汉卿拉开轿帘,看到小道两边各种各样的植物,一阵药香随着微风迎面吹拂,顿时令人心旷神怡,就急忙叫道:"停下!停下!"

未等轿子停稳,关汉卿已跨出轿栏,奔向路旁的药草地。他在齐胸高的香艾丛里,躬身贴着艾叶,呼吸着艾草挥发的芳香,随后从背囊里翻出书本,与书里的画图比对。

停在路边的轿子很引人注目,因为在那时的乡人眼里,能够坐得起轿子的人非富即贵。距离不远处有位老人,带着好奇心过来探看究竟。见到轿子旁香艾丛里的关汉卿,他大声招呼道:"喂,客人,你有啥事吗?"

正忙得不亦乐乎的关汉卿,听到问话回过神来,抬头打量来人,原来是位农人,约六十岁,古铜色的方脸,穿着打过补丁的衣服,正微笑着打量自己。

关汉卿连忙双手抱拳:"你好!老江司(方言,意为农庄主人),吾从城里出来,途经宝地,望多多担待。"

来人姓陈,祖上是种植加工药材、植桑养蚕的农户,家境殷实,温饱有余。年过花甲的他虽然看上去身板硬朗,但体力大不如前了。他把重体力活交给年轻人后,自己就常到田间地头转转,做些培育管理的指导工作。

现在他看到这位从北方来的"大汉",说话豪爽且不失礼仪,心中便增添了不少好感,就热情地说:"哦,贵客,欢迎、欢迎!"接着又介绍说:"我姓陈,是当地农家,你为何事前来,尽管直说,愿意代劳。"当他知道关汉卿的来意后,便主动详细地向关汉卿介绍当地种植质量上乘的中药材,并对关汉卿提出的一些疑问,都作出详细的解答……

一时间,俩人交谈甚欢,相见恨晚。不知不觉间过了足有一炷香的时间(约半个小时),到了午饭时分。关汉卿经不住陈江司的热情邀请,决定去陈家吃饭,便招呼两个轿夫一同前往。

行不多远,只见一间四开间茅草房一字朝南,门前有一方地(供晒药材、种子、停轿、晾衣，或临时堆放杂物的场所），四根笔直的毛竹晾衣杆高耸，一群母鸡自由自在地四处觅食，几只红冠绿尾、羽毛鲜艳的大公鸡夹在群中，穿来跑去地嬉戏，西南角堆放着桑枝柴蓬（垛），至少可供全家薪火三年。房舍的东、西、北三面是竹园，夹杂桃李果树围绕，面对衣食无忧的农家，关汉卿由衷地赞叹道："真乃世外桃源呦！"

就在关汉卿遐想之际，忽然闻到一股与众不同的艾香，学医出身的他马上辨别出"此香非彼香"的味道，寻香注目，看到两只大小不一的灰缸，其中有只还冒着一丝细微的余烟，便问道："陈江司，这是什么？"

"哦，那是艾灰缸。"

艾草烧灰，关汉卿觉得不可思议，便问："艾灰缸？"

"是的！农村不比城里，蚊蝇众多，冒烟那只是家里晚上驱蚊用的灰缸。"

"哦……驱蚊效果咋样？"

"我加了点驱蚊的材料，效果还好。哎，你家有蚊子吗，要不带点去？"

"嗯！"关汉卿点点头，又指着另一只灰缸问道："那只灰缸是做啥用的？"

"治病用啊！"

关汉卿听到灰缸治病的回答，感到很新鲜，继续饶有兴趣地问道："陈江司，你会治病？艾药能治何病，如何医治？"

急切的问话使得陈江司觉得有点发愣，心说："城里人真是少见多怪，见到什么都是稀奇古怪"，但面上还是笑眯眯解说道："我们乡下人常在风雨下混日子，身体遭受风湿侵袭特别严重，一上年纪，常犯腰酸背痛或者手脚麻木，如果请大夫又花钱费时，只得用古人传下来用艾熏灸的土方法，告诉你，效果真不错呢。"

"这倒奇了，艾草能疗病？"

陈江司笑笑说："光靠艾草是差一点，但加了其他药料，疗效当然就不一样了。"

关汉卿大有豁然开朗之感，"哦——原来如此。"

这时陈江司说："客人，肚子饿了，还是先进屋吃饭，等饭后我送你两包灭蚊和治病的艾药吧。"

关汉卿一边点头，一边跟随主人跨进门槛。由于屋内光线昏暗，他霎时眼睛一黑，等眼睛适应过来，便巡视四周一番。只见堂屋正间，摆放着一张八仙桌和四把条凳；前厅与后堂以竹篾为墙，墙上挂着"药王菩萨"肖像画轴，下方一张搁几，上有陶制的小香炉和一对锡制的蜡烛台，摆设简陋但却大方整洁。关汉卿看到药农感恩、敬仰"药王菩萨"，心中产生了一种莫名的好感。

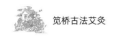

席间，陈江司为了招待贵客，捧出家藏自酿的中药酒招待。可以说，关汉卿自出生以来，从未喝过如此风味独特的佳酿药酒，真是越喝味越浓，越喝越想喝。两个人推杯换盏，足足喝了一个多时辰，直至酩酊大醉。若不是急着回家，在两个轿夫的催促下，他们才依依惜别，否则真不知道会喝到什么时候呢。

两个轿夫把关汉卿扶进轿门坐好，又将陈江司送的两包调制过的艾草药塞进轿内，告别了陈江司，就急忙抬起轿子回城。

关汉卿迷迷糊糊地坐在轿里，在一路颠簸中呼呼地睡了一觉，醒来时恰好回到了家里，他接过轿夫递给他的陈江司送的艾草，像收藏宝贝似的藏进了书房。

从此，关汉卿遇到睡眠不佳或颈椎不舒服时，常按陈江司教他的方法灸疗，还独创了一些灸治的方法，取得了很好的疗效。

关汉卿内心非常感激陈江司，视陈江司为至交好友，并在自己心爱的一只陶制艾灸罐上，题上"茧（笕）农艾灸，造福众生"词条后，作为礼物送给陈江司留作纪念，还常到城东探望他，两人结下了深厚的友谊，后来便成为一段佳话。

（节选自吴关荣著《笕桥药香》）

艾灸二十问

1.阳气是什么？

万物生长靠太阳，阳气就是人体中的太阳。把人体中的太阳托起来，它就能光耀我们的五脏六腑，给我们带来长久的健康。中医认为，扶阳抑阴，养生在于扶阳。意思是说，阳气越足，人体越强壮，而养生的关键在于扶阳，要想拥有健康长寿的身体，必须要有充足的阳气作为前提条件。

2.人体阳气不足会有什么表现？

天地失去太阳，万物就会失去生机活力，甚至滋生出许多阴暗污秽的角落，人体亦是如此。阳气不足，人体虚寒，精力不足，食欲减退，抵抗力下降，同时身体会代谢出有毒物质。有毒

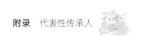

物质增多堆积后，经络就会拥堵，从而表现出痛的症状。

3.现代人为什么需要艾灸？

现代人大多因工作压力大、饮食不规律、缺乏运动等原因，身体普遍存在亚健康的状态，严重影响生命活力和生活质量。熬夜晚睡、多食冷饮、久居空调房、上班久坐等情况最容易伤害人体阳气，造成经络郁堵，阳气损伤。久而久之，就会出现精力下降、身体疲乏、欲望降低、容易腹泻、怕冷等症状。经络郁堵还易引发身体酸痛僵硬、痛经乳胀，以及引发生气、烦躁等不良情绪。而艾灸既能补阳，又能通经，因此很适合现代都市人的保健需求。

4.老年人为什么一定要艾灸？

小孩子生病，往往很快就可以痊愈，但是老年人一旦生病，就容易迁延不愈，甚至被疾病打倒，这是为什么呢？这是因为小孩子阳气充盛，随着年龄的增长，阳气慢慢减少，生机也会减弱。

因此，老年人艾灸既能补充身体的生机，提高抗病能力，又能延缓生命的衰退，达到益寿延年的功效。艾灸是外源补充阳气的好方法。

5.艾灸多长时间合适？

一般建议一个穴位施灸10—20分钟。对于有病症的情况，建议每天施灸1次，一般2周内会有疗效。对于日常保健或改善体质，可以隔日一灸，灸3个月至半年，可见体质明显的改善。

艾灸的时长不能一概而论，不同的人、疾病和穴位，所能产生灸透的感觉和传导的方式也是不一样的。对于慢性或重症疾病，再或是体质调理，要做好长期艾灸的打算，可能是3个月，也可能是半年甚至更长。对于轻症疾病，比如需要调理颈肩、腰腿痛问题，可以在3次以内达到止痛或消肿等明显效果。对于急性病症，如急性腹泻、急性感冒，一般艾灸几个穴位可有效得到缓解。需要注意的是，如果是比较严重、危害大的急性病或突发病，建议立刻就医！

6.必须知道的养生理念有哪些？

（1）道法自然，天人合一。

人离不开自然环境，要维持正常的生命活动就必须与自然相适应，否则易引起疾病，影响寿命。

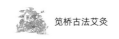

（2）和于术数，动静结合。

既要以"静"养神，同时也要重视以"动"养形，即动以强身。

（3）饮食有节，营养均衡。

饮食要做到"定时定量，寒温适中，五谷杂粮皆以为食"。

（4）起居有常，避免熬夜。

起居即作息及日常生活，《内经》中强调，人的起居应根据人体的生命节律安排作息时间。人须与天地阴阳保持协调统一的关系，白天阳气主事之时人要劳作，夜间阴气主事之时人要休息。若违反节律，日积月累，会给身体健康带来不利影响。

（5）不妄作劳，劳逸结合。

"不妄作劳"即不过劳、不过逸。过劳伤人致病，过逸导致经络气血瘀滞不畅。古人提倡"常欲小劳"，适度劳动为养生之道。这里的过劳，包括劳心、劳力和房劳；而过度安逸，包括体力的安逸，还有精神的安逸。

（6）精神内守，恬淡自然。

《内经》非常重视人的情志活动与身体健康的关系，提出"七情"为致病的重要因素之一。"内守"主要指调和情绪，保持心态的安闲清静，防止情绪的剧烈波动，以免干扰气机的正常运动。情绪过度极易导致脏腑气机失调，久则引发疾病，现代人的亚健康就是在存在大量焦虑、抑郁的状态中慢慢形成的。

（7）内守正气，外避邪气。

即避开不正之气，避其侵入人体，同时增强自身的抵抗力。在近年暴发"新冠疫情"期间，主动自觉躲避邪气，同时在家锻炼身体，补充营养，即是"内守正气，外避邪气"养生理念的最好体现。

（8）未病先防，未老先养。

中医古典医著《黄帝内经》中提出"不治已病，治未病"的观点，喻示人们从生命起始就要注意养生，才能保健防衰和防病于未然。这种注重矛盾转化、防微杜渐的辩证哲学思想是中国古代哲学和中国传统中医养生的精华。

7.怎么通俗易懂理解经络和穴位？

无论是在武侠小说，还是现代养生中，经络穴位都被经常提起。有人觉得穴位经络之说是无稽之谈，也有人觉得穴位是重要的敏感部位，轻易不能触碰，否则人会像武侠小说里一样被定住。其实，这样的认识都过于极端。经络虽然还没有得到现代科学的系统解释，但是关于经络的研究却在持续积累，科学家们已经在人体内发现了很多与经络相关的物质，证实了经络的科学性和研究价值。

如何通俗地理解经络和穴位是什么呢？先打个简单的比方。经络就像是遍布在国土上的纵横交错的道路，有宽阔的主干道，也有狭窄的乡间小径。道路的作用是什么？那就是运输。人体的经络也如同道路一样，运输着我们人体的气血。大的经脉连结脏腑、交通内外，小的络脉作为大的经脉的分支，几乎遍及全身，负责输送人体全身的气血。经常有女同志会诉苦，吃了棒冰就痛经。这是因为寒气侵袭了经络，致使经络收缩，气血通行受阻，不通则痛。穴位又是什么呢？穴位是经络上具有不同特殊作用的点，它们就像道路上的加油站、收费站、服务区，或者是交通枢纽，可以给予补给，可以承担卸货功能。可以想象一下，如果今天收费站不收费，那么开车的人就会增加。通过对收费站的调节，可以调控整条路上的交通情况。而通过穴位调节气血，也是一样的道理。通过对穴位进行刺激，比如按摩、针刺、艾灸、按压等影响经络的运行，从而起到调节人体气血，达到补正气、祛邪气、调和阴阳的作用。五脏六腑的气血都需要靠经络来调节，经络和穴位的重要性可见一斑。

8.常用的家庭养生穴位有哪些？

（1）足三里

足三里是全身最重要的强壮穴，具有健脾胃、助运化、调气血、扶正气、壮元阳、去风邪及强身壮体和益寿的作用。俗话说："若要安，（足）三里常不干。"

（2）关元穴

关元穴属任脉经穴，是笕桥古法艾灸四步灸法对应的其中一个穴位，在肚脐眼下三寸。关元穴具有温肾固精、益气回阳、培元固本、理气和血、调理冲任及强壮的作用。古人有"关元主诸虚百损"之说，灸之能调整膀胱的张力，提高机体免疫力，起到防病强身保健的作用。

（3）气海穴

气海穴属任脉经穴，为保健要穴，有培补元气、益肾固精、调理冲任及强壮的作用，灸之能调整胃肠及肾的功能，提高机体免疫力，对腹泻、遗尿、阳痿、遗精、月经不调、崩漏、中风、不孕有防治作用。

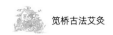

（4）肾俞穴

肾俞穴具有补肾益精、强健腰背、聪耳明目、壮骨健身、温阳散寒等作用。灸之能调整肾功能，调理膀胱张力，主治肾虚腰痛、精少早衰、诸虚百损等。

（5）中脘穴

中脘穴属任脉，位于腹部正中线，脐上 4 寸。中脘穴有调胃补气、化湿和中、降逆止呕的作用。艾灸中脘有利于提高脾胃功能，促进消化吸收和增强人体抵抗力，对于胃脘胀痛、呕吐、呃逆、吞酸、食欲不振等有较好疗效，特别适合慢性胃炎的患者。

（6）三阴交穴

三阴交穴属足太阴脾穴，位于小腿内侧，内踝高点上 3 寸胫骨内侧缘后方。三阴交穴是足三阴经（脾经、肾经、肝经）的交会穴，对肝、脾、肾三脏的疾病有防治作用，具有健脾、和胃化湿、疏肝益肾、调经血、主生殖的功能。备孕的夫妻以及家里的老人都可以灸这个穴位。

（7）神阙穴

神阙，就是我们的肚脐眼，属任脉经，是我们先天气血布散的地方，神阙穴对全身的气血具有很强的调节作用。艾灸神阙穴，有温补元气、健运脾胃、固脱复苏之功效。灸神阙穴还能治泄泻、便血及病后大便不通、脱肛、慢性腹泻等，对荨麻疹也有较好的防治作用。

（8）大椎穴

大椎穴属督脉，在第 7 颈椎与第 1 胸椎之间。大椎穴又名百劳穴，有"诸阳之会"和"阳脉之海"之称。此穴有解表、疏风、散寒、温阳、通阳、清心、宁神、健脑、消除疲劳、增强体质、强壮全身的作用。艾灸大椎穴，能防治感冒、气管炎、肺炎等疾病，还可用于肺气肿、哮喘的防治。

9.常见小病的艾灸治疗方法有哪些?

（1）受凉感冒

受凉感冒后往往出现怕冷、微微发热、鼻流清涕、打喷嚏等症状，这是风寒感冒的初期症状，此时艾灸大椎穴，灸至微微出汗程度，且汗后注意补充温热水分，做好保暖、休息，感冒症状即能在早期被缓解。

（2）痛经

女性痛经常伴有发冷、月经血块多的情况，此时可以用艾灸救急，可灸穴位有：三阴交、地机、十七椎、关元。一般灸 5 分钟即有效果，若 5 分钟后完全无效，则应停止艾灸，防止经期

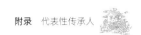

重灸造成经量过多。

（3）扭伤

扭伤后的24小时内冰敷处理,减少出血;24小时后,即可艾灸,每次灸40分钟左右,活血化瘀,促进瘀血吸收,帮助组织修复。

（4）关节受凉疼痛、酸胀等

灸患处就可以收获很好的效果,灸完配合局部的活动,打通气血,即可痊愈。

（5）腹泻

对于吃坏肚子、受凉腹泻、紧张腹泻等情况,可以艾灸神阙穴、中脘穴、天枢穴,灸时补充淡盐水。对于严重的胃肠炎,须及时就医补液,防止脱水。

10.艾灸会出现哪些反应？

艾灸时,可能会出现经气的传导,出现酸、麻、胀、痛、痒、木等感觉,这是艾灸得气的表现,也是人体经气调整通畅的表现。

灸后可能会出现各种"排病反应",比如痰多了、二便多了、局部起小疹子等,这些都是艾灸把身体的毒素或病根从体内拔出的表现。症状发出来,就能给邪气出路,继续灸,一般会有很好的疗效。

面对较为严重的排病反应,先要分析症状的起因,如果确定不是外界诱因引发,纯属艾灸治疗中出现的反应,则可以认定属于排病反应,此时应采取平静乐观的心态,顺其自然地对待。如非排病反应,则应立即停止艾灸。

11.艾灸出现水泡怎么办？

灸后皮肤出现水泡,如果水泡直径不超过1厘米,注意不要挤破,任其自然吸收即可。如水泡过大,超过指甲盖大小,可用消毒针刺破,放出液体,但是不要把泡皮揭掉,让它覆盖在创面上,买一点红霉素药膏抹上,用纱布包敷处理,尽量不要碰水。古人说"灸疮必发,祛病如把抓",就是说艾灸发灸疮起水泡,祛病效果才快,这种水泡是无菌的,是艾灸的正常反应。如果不想灸出水泡,在艾灸时要感知皮肤温度,过烫时不能忍烫,要注意调整。

12.艾灸以后出汗、二便增多是什么原因？

艾灸后,阳气增加,代谢加快,自然排出会更畅快。这时候是推陈出新的好时机,需要适

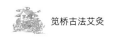

量补充水分，以满足机体纳新的需求。

13.为什么有人艾灸后想睡觉，有人又特别精神？

人体阴阳和谐才有好的睡眠质量。艾灸以后机体会有一个自我调节的过程，不同的机体状态会表现出不同的状况。比如原本阳气不足的，在灸补阳气后会有困倦感；原来阴气偏虚的，灸补阳气后会更加精神。长期坚持艾灸后，阴阳会归于平衡，所谓阴中求阳，阳中求阴，这样就逐渐不再出现困倦或精神亢奋的情况了。

14.能不能一边泡脚一边艾灸？

不能，这是极其错误的行为。身体得病的内因是脏腑功能出现紊乱，外因是风、寒、湿诸邪侵袭。如果一边艾灸一边泡脚，等于是人为地打开皮肤腠理，引邪气侵入体内，短时间内可能没有感觉，长此以往会引起很多问题。艾灸和泡脚本身并不冲突，但是一定要分开进行。

15.艾灸引起鼻出血该怎么处理？

艾灸偶见引起鼻出血的症状，这是因为营气走经里，卫气走经外，如果营卫不固，营气就会溢出经外，导致出血。如果出现鼻出血，可以在施灸时每穴少灸一会，逐渐加量，以免一下子刺激量太大。另外，可以考虑再加灸上星、印堂、迎香和合谷四穴，用于灸治鼻出血。

16.夏天天热了，还能艾灸吗？要注意什么？

中医讲"冬病夏治"，就是说冬天易犯的毛病在夏天通过艾灸能收到很好的效果，现在流行的三伏灸就是适合夏天的艾灸。

夏天阳气浮于外，身体内部易出现空虚，所以夏天要注意多吃容易消化的食物，以防疾病入侵。另外，胃"喜甘温恶苦寒"，因此夏天一定要注意少吃生冷寒凉的食物。

17.减肥应该灸哪些穴位？

减肥可取穴中脘、神阙、天枢、关元、足三里、阴陵泉、丰隆、三阴交。施灸时可使用艾灸盒或直接手持灸，每次艾灸1个小时，腰部和大腿很快就可以瘦下来。

18.小孩强身保健灸哪些穴位好？

小孩保健灸的要穴是身柱穴。身柱含有全身支柱之意,作用是通阳理气、祛风退热、清心宁志、

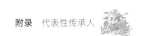

降逆止咳，对小孩有强身保健的效果。

19.三伏灸、三伏贴有什么优势？

三伏贴就是在一年中阳气最盛的时候，通过敷贴辛温散寒的药物，帮助人体养阳，借天气之阳和药物之阳调整人体的阴阳平衡，使一些虚寒性的疾病得以康复。

三伏贴适合的人群是中医辨证属阳虚者。临床上，我们常常可以见到这样的一些人，他们往往在冬季、气候变化或阴雨天时病症加重，病情表现出明显的季节性，可反复发作，严重者即便在夏天还要穿较厚的衣服。这类患者均属阳气不足的类型，可以考虑使用三伏贴治疗。此外，三伏贴、三伏灸不仅能强化补阳，还能驱除一些顽固性病根。

20.经期能施灸吗？

不推荐在经期施灸，以防止经量过多，尤其是经量本身就较多的患者更要慎重。但是如出现痛经这类急性病症时，可以短暂艾灸 5 分钟以缓解症状。对于经期特别长的崩漏患者，可以先灸隐白穴以止崩漏。

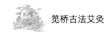

参考文献

1.杨梅.艾叶燃烧产物有效成分药效研究［D］.中南民族大学，2009.

2.孙建.中国艾文化遗产研究［D］.南京农业大学，2016.

3.黄建军.明清时期灸法的发展与应用［J］.北京中医药大学学报，1995(06):22－24.

4.色音.萨满教与北方少数民族占卜习俗［J］.西域研究，2001 (2):9395.

5.卢静.艾灸作用机制及安全性研究进展［J］.中国民间疗法，2019,27 (13):105－107.

6.张晨.筑桥古法艾灸复活记［J］.钱塘江文化，2020,27 (4): 53－55.

7.叶彬松，张黎丹.针所不为　灸之所宜［J］.杭州，2022,625 (2): 64－67.

8.高志平.艾灸源流说［J］.北京中医药大学学报，2017,40(1):16－19.

9.王益杰，郑国华，王桂红.艾的文化属性和艾灸疗法源流考证［J］.亚太传统医药，2019,15（6）:5－8.

10.贺成功等.中医艾灸关键性治疗技术和辅助技术研发及应用［J］.中国科技成果，2020,19:47－51.

11.李灿东，魏佳，陈淑娇.中医健康管理的业态与服务模式［J］.中华中医药杂志，2019,34(12):5768－5770.

12.［战国］孟轲著；万丽华，蓝旭译注.孟子［M］.北京：中华书局，2006.

13.［东汉］张仲景.伤寒杂病论［M］.北京：中国中医药出版社，2019.7.

14.［魏］吴普等述（清）孙星衍，孙冯翼辑；曹瑛校注.神农本草经［M］.北京：中国医药科技出版社，2020.6.

15.［晋］葛洪.肘后备急方［M］.北京：人民卫生出版社，1956.

16.［南朝］陶弘景.名医别录［M］.北京：人民卫生出版社，1986.

17.［南朝］宗懔著；王毓荣校注.荆楚岁时记校注［M］.台北：文津出版社，1988.

18.［隋］杨上善撰注.黄帝内经太素［M］.北京：人民卫生出版社，1965.

19.［唐］孙思邈.备急千金要方［M］.北京：人民卫生出版社，1982.

20.［唐］王焘.外台秘要［M］.北京：人民卫生出版社，1955.

21.［宋］王执中.针灸资生经［M］.北京：人民卫生出版社，2007.

22.［宋］苏颂.本草图经［M］.北京：学苑出版社，2018.9.

23.［宋］陆游.老学庵笔记［M］.北京：中华书局出版社，2019.7.

24.［明］张介宾.类经图翼［M］.北京：人民卫生出版社，1965.

25.［明］杨继洲.针灸大成［M］.北京：人民卫生出版社，1959.

26.［明］李时珍.本草纲目（第2版）［M］.北京：人民卫生出版社，2005.

27.［清］徐灵胎著，刘洋校注.医学源流论［M］.北京：中国中医药出版社，2008.

28.［清］赵学敏.本草纲目拾遗［M］.北京：中国中医药出版社，2007.

29.甄志亚.中国医学史［M］.北京：人民卫生出版社，1991.

30.林忆，高保衡，孙奇整理.黄帝内经素问［M］.北京：人民卫生出版社，2012.

31.林忆等整理.灵枢经［M］.北京：人民卫生出版社，2015.

32.林藜著.字字有来头第1辑［M］.北京：生活·读书·新知三联书店，2018.10.

33.杭州市江干区志编纂委员会.杭州市江干区志［M］.杭州：中华书局，2003.6.

34.张伯礼，沈建忠.2020中医药研究发展报告［M］.上海：上海科学技术出版社，2021.10.

35.吴关荣.笕桥药香［M］.杭州：西泠印社出版社，2022.6.

36.周鸿艳.中医传承史略［M］.北京：化学工业出版社，2021.8.

37.杨奕望.明清江南儒医的守正与通变［M］.上海：上海书店出版社，2021.10.

38.李程文，李东阳.两宋金元中医药文化研究［M］.北京：中国医药科技出版社，2021.11.

39.郑宇东.中药有故事［M］.郑州：郑州大学出版社，2019.6.

40.薛公忱.中医文化溯源［M］.南京：南京出版社，2012.

41.彭榕华.中医文化地理论［M］.厦门：厦门大学出版社，2016.8.

42.杨晓光，赵春媛.中医中药轶事珍闻［M］.北京：中国中医药出版社，2018.9.

43.笕桥镇志编撰委员会.笕桥镇志［M］.北京：中华书局，2016.10.

44.国务院办公厅，政府信息公开专栏.国务院办公厅印发关于加快中医药特色发展若干政策措施的通知［EB/OL］.［2021-1-22］.

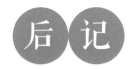

后　记

　　非物质文化遗产是一个国家和民族历史文化成就的重要标志，传统医药作为非物质文化遗产的重要门类，是传统医药科学和医药文化的结晶，它既源于历代的医疗实践，又和数千年中华文化血脉相连。在全党大兴调查研究之风，全面推动文化高质量发展，夯实文化强国建设之际，笔者能有幸承担笕桥古法艾灸项目的调研和编撰工作，寻根溯源，上山问樵，深感荣幸。

　　一株人间草木，一段杭州故事。笕桥古法艾灸是杭州宝贵的优秀传统文化资源，是先人们馈赠的最具地域特色的文化符号之一。在农耕文明离当代生活渐行渐远的今天，我们如何做好笕桥古法艾灸的传承传播，创造性地实现古为今用，创新性地寻求当代发展，积极发挥传统医药在经济、生态及文化旅游领域的作用，是一项具有重要意义的研究课题，也是笔者撰写笕桥古法艾灸的初衷。

　　《杭州非遗·笕桥古法艾灸》是一本集专题记录、科学研究、文化普及于一体，将医药养生知识和医药文化相融合的非遗书籍，一定程度上填补了杭州市艾灸文化的理论空白。全书分上、下两篇，上篇主要介绍艾灸的历史文化和传统制备疗法，下篇重点介绍笕桥古法艾灸，并用较多的笔墨描述了该项目的代表性传承人陈红娟的成长历程。非物质文化遗产保护的核心是人，传承人是活着的历史，他们承担着传承文脉的重任，因而传承人是非遗研究的重点之一。同时，笔者也清醒地意识到，现实中的传承人并不是生而即为传承人，他们有真实的人的一面，故而文中既引入不同人的立场陈述其人，又细致描述了陈红娟几经起伏的心路历程，力求尽可能从多个角度还原一个有血有肉、真实可感的非遗传承人。她的身上有善良、有软弱、有理想主义、也有迷茫悲观，但更多的是相信明天会更好。这里要特别感谢陈红娟女士，是她不厌其烦地一遍遍回忆过往，并通过大量的实用素材，一点点将碎片化的人生片段拼凑完整，真实再现了一个传承人的成长史。但人的生活感受往往超越于语言文字所能表达的，加上笔者为了更为客观记录真实而刻意地自我克制，故而常有"言不尽意"之处。为了弥补不足，笔者尝试将心中的画面通过剪纸插画的形式呈现在书中，也算是写作之余对民间美术和传统医药融合的一种创新实践。

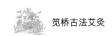

然就笔者个人而言，写作过程不仅仅被视作一项严肃的非遗保护研究工作，它更是一次与传统文化的亲密接触。作为成长在社会急剧变动期的一代人，陈红娟内心有对时代、社会和人生的深刻反思，和她的对话交流也是对笔者个人的精神洗礼。苏轼曾发出"日暖桑麻光似泼，风来蒿艾气如薰。使君元是此中人"的感慨，今人亦感同身受。笔者于艾灸之道仅浅尝辄止，无法与东坡先生的"耦耕身"相提并论，但在采访、整理、构思、撰写的过程中，也仿佛置身蒿艾清香浮动的田野，又恍如穿过袅袅艾烟亲历陈红娟的人生，并为之快乐、为之揪心、为之伤神、为之振奋……这是写作特有的一种经验，一种受用。

一年多来，从调研的开展、书稿架构的搭建，再到分门别类、按部就班的从容创作，直至《杭州非遗·笕桥古法艾灸》书籍的顺利出版，离不开浙江中医药大学附属第三医院王超医生的专业加持，也离不开杭州一指道健康管理咨询有限公司邬诗敏女士的全力配合，更有来自中国援非医疗队诸波医生的协助，没有群策群力的团结协作，研究工作无法如此顺利开展。拙著得以面世，同时得到了相关单位领导、专家和学者的大力支持。沈堂彪医师在百忙中审阅书稿，并为本书挥笔作序；浙江省中医药研究院竹剑平研究员为本书和该项非物质文化遗产的发展提供了建设性的宝贵意见和指导；杭州钱塘江研究院客座研究员吴关荣老师为该项目的追根溯源提供了大量线索；杭州市、上城区以及笕桥街道非遗战线的同仁为写作素材的收集提供了便利条件，在此谨向以上单位和个人致以最诚挚的谢意。

由于笔者思想、学术和视野的局限性，每每撰文，常留遗憾，书中粗疏和错漏之处在所难免，暂以时下流行词"残缺美"聊以自慰，望这种遗憾更助力前行，同时也恳请广大读者、专家不吝批评、指正。

杭州市文化馆（杭州市非物质文化遗产保护中心） 田茵茵

2024 年 3 月 1 日

图书在版编目（CIP）数据

笕桥古法艾灸 / 唐全明，田茵茵主编. -- 杭州 ：
西泠印社出版社，2025. 2. -- ISBN 978-7-5508-4516-9

Ⅰ. R245.81

中国国家版本馆CIP数据核字第2024AM7464号

副主编

邬诗敏　王　超　诸　波

笕桥古法艾灸

唐全明　田茵茵主编

责任编辑	冯斌强	
责任出版	杨飞凤	
责任校对	刘玉立	
装帧设计	刘远山	

出版发行　西泠印社出版社

（杭州市西湖文化广场32号5楼　邮政编码　310014）

电　　话	0571-87240395
经　　销	全国新华书店
制　　版	杭州如一图文制作有限公司
印　　刷	浙江海虹彩色印务有限公司
开　　本	889mm×1194mm 1/16
字　　数	100千字
印　　张	9
印　　数	0001—1000
书　　号	ISBN 978-7-5508-4516-9
版　　次	2025年2月第1版　第1次印刷
定　　价	168.00元